Björn Marnau

Steril und rasserein

**Zwangssterilisation als Teil der
nationalsozialistischen Rassenpolitik
1934 bis 1945
Der Kreis Steinburg als Beispiel**

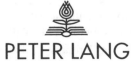

PETER LANG

Frankfurt am Main · Berlin · Bern · Bruxelles · New York · Oxford · Wien

Bibliografische Information Der Deutschen Bibliothek
Die Deutsche Bibliothek verzeichnet diese Publikation in der
Deutschen Nationalbibliografie; detaillierte bibliografische
Daten sind im Internet über <http://dnb.ddb.de> abrufbar.

Ein Projekt der

Gesellschaft zur Förderung der Forschung auf dem Gebiet
der schleswig-holsteinischen und norddeutschen
Landesgeschichte sowie der skandinavischen Geschichte
an der Christian-Albrechts-Universität zu Kiel e.V.

Umschlagabbildung:
„Puppenfee": Diese Schneeskulptur wurde 1939
von einem Itzehoer, der später wegen einer
Körperbehinderung zwangssterilisiert wurde,
in einem Itzehoer Garten geformt (Archiv Björn Marnau).

Gedruckt auf alterungsbeständigem,
säurefreiem Papier.

ISBN 3-631-51190-6
© Peter Lang GmbH
Europäischer Verlag der Wissenschaften
Frankfurt am Main 2003
Alle Rechte vorbehalten.

Printed in Germany 1 2 3 4 6 7

www.peterlang.de

Steril und rasserein

In Erinnerung an Thomas Barde (1963-2002)
und eine zwei Jahrzehnte währende Freundschaft.

Thomas war an Epilepsie erkrankt
und starb im Frühjahr vergangenen Jahres in Itzehoe.

Vorwort

Die vorliegende Untersuchung wurde im Sommersemester 1996 am Historischen Seminar der Christian-Albrechts-Universität zu Kiel als schriftliche Hausarbeit für das 1. Staatsexamen vorgelegt. Das Kapitel 14 zu den Trägern des Sterilisationsprogramms, den Amtsärzten, Sterilisationsrichtern, Sterilisationsärzten und exponierten frei praktizierenden Ärzten wurde im Rahmen weitergehender Forschungen ergänzt.

Aus finanziellen Gründen erscheint das Buch erst jetzt, sechs Jahre später. 57 Jahre nach Ende der NS-Herrschaft kann diese Schrift keine politische Wirksamkeit mehr erwarten, sondern besitzt überwiegend historisch-dokumentarischen Charakter. Denn die Generation derjenigen, die Opfer der NS-Zwangssterilisationen wurden, ist mehrheitlich verstorben. Von etwa 400.000 Zwangssterilisierten haben nur 13.739 eine Entschädigungszahlung erhalten, seit dieses Finanzinstrument 1980 zur Verfügung gestellt wurde - dies geht aus einer Antwort der Bundesregierung auf eine Anfrage der PDS im Sommer diesen Jahres hervor. Nur 151 "Euthanasie"-Geschädigte haben seit 1988 eine einmalige Zahlung von 5.000 DM für ihr schweres Leid erhalten. Zusätzlich erhalten diese NS-Opfer heute eine monatliche Beihilfe von 61,36 Euro - angesichts des Betrages also bestenfalls als symbolische Geste zu werten. Insofern kann ich mich an dieser Stelle nur der Forderung des "Bundes der 'Euthanasie'-Geschädigten und Zwangssterilisierten" anschließen, der schon länger eine einkommensunabhängige Einmalzahlung von umgerechnet etwa 3.750 Euro für die noch rund 5.000 lebenden Opfer sowie eine Anhebung der monatlichen Beihilfe auf 205 Euro verlangt. Bis heute ist auch die rot-grüne Bundesregierung hierzu nicht bereit.

Allerdings wäre es falsch zu behaupten, daß diese Untersuchung keinerlei Wirkung im öffentlichen Raum ausgeübt hat. Mitte der 1990er Jahre vermachte Berta Zoeppritz, die Witwe des Chefarztes der Städtischen Krankenanstalten in Itzehoe Prof. Dr. Heinrich Zoeppritz, den großen Garten ihres Hauses Breitenburger Straße 12 der Stadt Itzehoe mit der Auflage, dort einen nach ihrem Mann zu benennenden öffentlichen Park anzulegen. Der kleine Park an der zugeschütteten Störschleife existiert heute. Von der Namensgebung sah die Ratsversammlung jedoch ab, nachdem sie Kenntnis von den mindestens 210 zwangsweisen Sterilisationsoperationen erhalten hatte, die Heinrich Zoeppritz in der NS-Zeit verantwortete.

Diese Arbeit wäre ohne die freundliche Unterstützung zahlreicher Personen und Institutionen nicht möglich gewesen. Ich danke Kirsten Puymann, Leiterin des Gemeinsamen Archivs des Kreises Steinburg und der Stadt Itzehoe, die mich auf den für die Untersuchung zentralen Quellenbestand des Itzehoer Gesundheitsamtes aufmerksam machte und die Arbeit anregte. Ich bedanke mich weiterhin bei Hans-Peter Bade, Direktor des Amtsgerichtes Itzehoe, L. Maaß, Leiter der Pestalozzi-Schule, Dr. Reimer Witt, Leitender Archivdirektor des Landesarchivs Schleswig-Holstein und Ruth und Hans Möller vom Stadtarchiv Glückstadt für Einsicht in ihre Archivbestände. Wertvolle Hinweise bei der Quellensuche und Literaturrecherche leisteten mir Dr. Detlef Korte (†) (IZRG), Dr. Elke Imberger (LAS), Eckhard Colmorgen (IZRG) und Klara Nowak, ehemalige Vorsitzende des Bundes der "Euthanasie"-Geschädigten und Zwangssterilisierten. Wichtige Kritik in der Schlußphase der Arbeit äußerten Olaf Jander, Christoph Schaumann, M.A., und Inken Stollenwerk. Ich danke Prof. Dr. Ulrich Lange für die Annahme der Thematik als Hausarbeitsthema. Prof. Dr. Michael Salewski hat mir freundlicherweise eine erste Aufsatz-Veröffentlichung zu dem Thema ermöglicht und somit einen Motivationsschub bewirkt. Diese Buchpublikation gäbe es nicht ohne die tatkräftige Unterstützung der "Gesellschaft zur Förderung der Forschung auf dem Gebiet der schleswig-holsteinischen Geschichte ... e.V." (kurz: g f f) deren ehemaliger stellvertretender Vorstandsvorsitzender Prof. Dr. Ralph Uhlig die Veröffentlichung vorschlug. Mit großem Engagement, Ausdauer und Kompetenz hat gff-Vorstandsmitglied Dr. Kai Fuhrmann die technische Betreuung übernommen und zudem noch einen finanziellen Zuschuß der gff zu den Druckkosten organisiert - vielen Dank.

Für die Gewährung eines großzügig bemessenen Beitrages zur Drucklegung danke ich - last but not least - sehr herzlich dem Fachpresse-Verlag Michael Steinert, Hamburg.

Björn Marnau

Kiel, im August 2002

Inhalt

1. Einleitung

Als sich 1995 der 8. Mai 1945 und mit ihm das Ende von Krieg und nationalsozialistischer Gewaltherrschaft zum 50. Male jährte und sich das Interesse der Medien für mehrere Monate intensivst nicht nur auf Kriegsende und Nachkriegszeit, sondern auch auf die zwölf Jahre zuvor richtete, artikulierte auch eine Gruppe ihre Interessen, die sich erst allmählich ihren Platz im kollektiven historischen Bewußtsein erobert: die Opfer des nationalsozialistischen Zwangssterilisationsprogrammes. Es hatte nach Kriegsende mehr als vier Jahrzehnte gedauert, bis sich ein Teil der überlebenden Betroffenen bundesweit in einer Interessenvereinigung zusammenschloß, dem 1987 gegründeten "Bund der 'Euthanasie'-Geschädigten und Zwangssterilisierten e.V.". Wie jung in der Bundesrepublik Deutschland die Bereitschaft ist, sich mit diesem Bereich nationalsozialistischen Unrechts auseinanderzusetzen, mag der Umstand andeuten, daß der "Weltkongress für Soziale Psychiatrie" erstmals bei seiner Tagung 1994 in Hamburg auch die nationalsozialistischen Zwangssterilisationen von rund 400.000 Menschen thematisierte.[1] Erfreulicherweise beschäftigte sich auch die "Deutsche Gesellschaft für Gynäkologie und Geburtshilfe" auf ihrem Münchner Jubiläumskongreß aus Anlaß ihres 50jährigen Bestehens mit der Zwangssterilisation von über 200.000 Frauen unter dem Nationalsozialismus - wenn auch "gegen viele Widerstände".[2] Eine Folge dieser beginnenden Enttabuisierung der NS-Zwangssterilisationspolitik nicht nur in Fachhistorikerkreisen, sondern auch innerhalb der ursprünglich direkt in den Komplex involvierten Institutionen ist es, daß die Zwangssterilisierten bei den Aufzählungen der NS-Opfergruppen immer häufiger Erwähnung finden. Und dennoch sind Zwangssterilisierte und "Euthanasie"-Geschädigte bis heute nicht als NS-Verfolgte anerkannt.[3] Gerade dieses letzte Moment läßt den Verdacht aufkommen, daß es nicht nur die finanziellen Folgekosten sind, die ein Hemmnis für einen derartigen rechtlichen Schritt darstellen, sondern daß der Unrechtscharakter der Zwangssterilisationen nicht in dem Maße anerkannt wird, wie dies im Falle politischer oder rassischer Verfolgung tendenziell geschieht. Wenn aber in China heute wieder Gesetzesvorlagen entstehen, die die zwangsweise Sterilisation Behinderter vorsehen, wenn in eben jenem Land Menschen, die unter "geistigen oder ansteckenden Krankheiten leiden", Eheverbote auferlegt werden,[4] dann erscheint es wünschenswert,

---

1   Vgl. *Die Tageszeitung* (TAZ), 07.06.1994; *Euthanasie-Opfer fordern Urteils-Aufhebung*. In: *Hamburger Abendblatt* vom 07.06.1994.

2   Margot Behrends: *"Kaum faßbare ärztliche Inhumanität"*. Die deutschen Gynäkologen entschuldigen sich bei den Opfern des Nationalsozialismus. In: *Frankfurter Allgemeine Zeitung* (FAZ) vom 07.09.1994, S. N3.

3   Aktion Sühnezeichen: *Entschädigung aller NS-Verfolgten gefordert*. In: *Frankfurter Rundschau* (FR) vom 01.09.1995.

4   Vgl. Henrik Bork: *China strebt mit rigider Abtreibungspolitik "Rassenhygiene" an*. In: FR vom

daß die Bundesrepublik gerade angesichts der deutschen Vergangenheit einen eindeutigen Standpunkt in dieser Frage bezieht.

1.1. Zur Forschungslage

Schon in den 1930er Jahren vergaben die medizinischen Fakultäten der deutschen Universitäten Promotionsthemen, die sich mit dem Komplex der Zwangssterilisationen beschäftigten.[5] Auch an der Kieler Universität entstanden zwischen 1936 und 1940 ein gutes halbes Dutzend solcher Dissertationen, in denen zumeist spezielle medizinische Fragen behandelt wurden.[6] Für den Historiker sind sie aufgrund ihrer medizinischen Ausrichtung und ihres Entstehungszeitpunktes nur von sehr bedingtem Wert. Die wissenschaftlich-kritische Erforschung der nationalsozialistischen Sterilisationspolitik setzte erst Mitte der 1980er Jahre ein, sicherlich katalytisch motiviert durch die grundlegende und inzwischen zum einschlägigen Standardwerk avancierte Habilitationsschrift von Gisela Bock.[7] Ihrer Arbeit sind bis heute mehr als ein Dutzend regionaler Studien gefolgt - sowohl umfangreichere Monographien[8] wie knappe Aufsätze[9] -, die

---

28.10.1994.

5 Vgl. Werner Fichtmüller: *Dissertationen in den medizinischen Fakultäten der Universitäten Deutschlands von 1933-1945 zum Thema: Gesetz zur Verhütung erbkranken Nachwuchses vom 14. Juli 1933*, Erlangen-Nürnberg 1972.

6 Die Dissertationen im einzelnen: H. Greggersen : *Ergebnisse einer Nachuntersuchung über das Schicksal einer Reihe aufgrund des Gesetzes zur Verhütung erbkranken Nachwuchses unfruchtbar gemachter Männer.* Diss. Med., Kiel 1939; Felicitas Klose: *Nachuntersuchung des Schicksals der in den Jahren 1934-1937 in dem Stadtkreis Kiel aufgrund des Gesetzes zur Verhütung erbkranken Nachwuchses sterilisierten Frauen, unter der Berücksichtigung der Frage nach der Notwendigkeit einer nachgehenden Fürsorge.* Diss. Med., Kiel 1940; Ursula Krause: *Erfahrungen und Ergebnisse bei 315 Sterilisationen aus eugenischer Indikation vom 4. April 1934 bis 1. April 1936.* Diss. Med., Kiel 1939; Uwe Michaelsen: *Schizophrenieähnliche Krankheitsbilder im Erbgesundheitsverfahren.* Diss. Med., Kiel 1937; W. Rückel: *Myotonische Dystrophien mit besonderer Berücksichtigung der Erblichkeit.* Diss. Med., Kiel 1937; E. Vowinckel: *Erbgesundheitsgesetz und Ermittlung kindlicher Schwachsinnszustände mit den Entwicklungstests von "Bühler-Hetzer".* Diss. Med., Kiel 1936.

7 Vgl. Gisela Bock: *Zwangssterilisation im Nationalsozialismus.* Studien zur Rassenpolitik und Frauenpolitik. Opladen 1986.

8 Vgl. Elisabeth Fenner: *Zwangssterilisation im Nationalsozialismus.* Zur Rolle der Hamburger Sozialverwaltung. Diss. Med., Hamburg 1988; Gerhard Fuchs: *Zwangssterilisation im Nationalsozialismus in Bremen.* Diss. Med., Hamburg 1988; Monika Daum/Hans-Ulrich Deppe: *Zwangssterilisation in Frankfurt am Main 1933-1945.* Frankfurt a. M. 1991; Christiane Rothmaler: *Sterilisationen nach dem "Gesetz zur Verhütung erbkranken Nachwuchses" vom 14. Juli 1933.* Eine Untersuchung zur Tätigkeit des Erbgesundheitsgerichtes und zur Durchführung des Gesetzes in Hamburg in der Zeit zwischen 1934 und 1944. Husum 1991; Thomas Koch: *Zwangssterilisation im Dritten Reich.* Das Beispiel der Universitätsfrauenklinik Göttingen. Frankfurt a. M. 1994.

9 Vgl. Karl Boland: *Zwangssterilisation.* Zur nationalsozialistischen Gesundheitspolitik 1933 bis

allerdings mehrheitlich von Medizinern, Medizinhistorikern oder Juristen erstellt wurden. Vermutlich infolgedessen fehlt es einigen von ihnen an analytischer Tiefe, während sie andererseits zum Teil umfangreiche statistische Aufarbeitungen ihrer Daten bieten. Auch die aktuellen juristischen Arbeiten zu diesem Thema erfüllen nicht die Erwartungen, die man hinsichtlich einer sachkritischen Analyse und einer kompetenten Bewertung zumal von juristischer Warte an sie zu stellen geneigt sein könnte: Sowohl Klaus Wiesenberg als auch Paul Nikolai Ehlers reihen in ihrem jeweils die Rechtsprechungspraxis behandelnden Hauptteil Verfahrensbeschreibungen und Beschluß-Paraphrasierungen kommentarlos aneinander.[10] Häufig wurden für eine Region Sterilisation und Euthanasie in Sammelbänden aufgearbeitet[11]; in den letzten Jahren fand die Verfolgung Behinderter auch zunehmend in umfassenden Ausstellungen zur NS-Zeit und den begleitend veröffentlichten Katalogen Berücksichtigung.[12]

Für Schleswig-Holstein existieren bis heute drei Aufsätze zu dem Thema, die aber allesamt erst jüngst erschienen sind.[13] Allerdings hatte schon 1985 Hanno Harms

---

1938 in Mönchengladbach und Rheydt. In: *Juni*. Magazin für Kultur und Politik. 1990, Jg. 4, Nr. 4, S. 30-46; Elke Hilscher: *Das Erbgesundheitsobergericht*. Rechtsprechung und Rechtsbewußtsein. In: Der Oberstadtdirektor der Stadt Hamm (Hrsg.): *Ortstermin Hamm*: Zur Justiz im Dritten Reich. Hamm 1991, S. 46-50; Bernhard Jungnitz/Rolf Weitkamp: *Ein totgeschwiegenes Kapitel*. Zu den Zwangssterilisationen in Lünen. In: Fredy Niklowitz (Hrsg.): *Lünen 1918-1966* (= Schriftenreihe des Stadtarchivs Lünen, Bd. 11). Lünen 1991, S. 359-378; Daniela Münkel: *"Im Interesse der Volksgemeinschaft ..."*. Zwangssterilisationen im Bereich des Erbgesundheitsgerichts Stade. In: *Stader Jahrbuch* 1991/92, S. 170-198; Bärbel Sunderbrink: *Das Erbgesundheitsgericht*. Seine Aufgaben und seine Auswirkungen. In: Andreas Knobelsdorf/ Monika Minninger/Bärbel Sunderbrink: *"Das Recht wurzelt im Volk."* NS-Justiz im Landgerichtsbezirk Bielefeld (= Bielefelder Beiträge zur Stadt- und Regionalgeschichte, Bd. 11). Bielefeld 1992, S. 86-101; Johannes Vossen: *Die Gesundheitsämter im Kreis Herford während der NS-Zeit*. Teil 1: Die Durchführung der "Erb- und Rassenpflege". In: *Historisches Jahrbuch für den Kreis Herford*. Bielefeld 1992, S. 89-118; Sabine Krause: *Zwangssterilisation in Bremerhaven und Wesermünde 1934-1945*. In: *Bremerhavener Beiträge zur Stadtgeschichte*. Hrsg. v. Hartmut Bickelmann (= Veröffentlichungen des Stadtarchivs Bremerhaven, Bd. 9), Bremerhaven 1994, S. 9-89 (eine gekürzte Fassung der Magisterarbeit der Autorin).

10 Vgl. Klaus Wiesenberg: *Die Rechtsprechung der Erbgesundheitsgerichte Hanau und Giessen zu dem "Gesetz zur Verhütung erbkranken Nachwuchses" vom 14. Juli 1933, ergänzt durch eine Darstellung der heutigen Rechtslage zur Unfruchtbarmachung*. Diss. jur., Frankfurt a. M. 1986, S. 99-174; Paul Nikolai Ehlers: *Die Praxis der Sterilisierungsprozesse in den Jahren 1934 - 1945 im Regierungsbezirk Düsseldorf unter besonderer Berücksichtigung der Erbgesundheitsgerichte Duisburg und Wuppertal*. Diss. jur., München 1994, S. 57-188.

11 Vgl. Matthias Leipert/ Rudolf Styrnal/Winfried Schwarzer (Hrsg.): *Verlegt nach unbekannt*. Sterilisation und Euthanasie in Galkhausen 1933-1945. Köln 1987.

12 Vgl. Ulrich Müller: *"Erst die Kranken, später die alten Leute."* "Euthanasie" und Zwangssterilisierung. In: Landeshauptstadt Düsseldorf - Der Oberstadtdirektor (Hrsg.): Verfolgung und Widerstand in Düsseldorf 1933-1945. Düsseldorf 1990, S. 120-125.

13 Vgl. Eckhard Heesch: *Nationalsozialistische Zwangssterilisation psychiatrischer Patienten in Schleswig-Holstein*. In: *Demokratische Geschichte*. Jahrbuch zur Arbeiterbewegung und Demokratie in Schleswig-Holstein IX (1995), S. 55-102; derselbe: *Zwangssterilisierungen Kranker und Behinderter in Schleswig-Holstein*. In: Ende und Anfang im Mai 1945. Das Journal zur Ausstellung. Hrsg. von der Ministerin für Wissenschaft, Forschung und Kultur des Landes Schleswig-Holstein. Kiel 1995, S. 207-211; Björn Marnau: *"... empfinde ich das Urteil als hart*

in seiner Staatsexamensarbeit am Institut für Heilpädagogik der Pädagogischen Hochschule die Problematik der Zwangssterilisationen im Lande unter Rückgriff auf einige Akten des Landesarchivs Schleswig angerissen.[14]

Die Totalerhebung für einen Gesundheitsamtsbezirk hat jedoch bis dato meines Wissens kein Verfasser unternommen. Während sich einige Arbeiten auf die Untersuchung einzelner Behinderten-Einrichtungen beschränken[15] oder ihr Augenmerk auf die Politik bestimmter Behörden richten[16], werten andere Autoren Stichproben aus; in den letzteren Fällen handelt es sich allerdings auch jeweils um großstädtische Gesundheitsämter wie Bremen, Hamburg oder Frankfurt.[17] Selten wird die Grundgesamtheit der Fälle ausgezählt.[18] Dies ist mit darauf zurückzuführen, daß in den meisten Fällen die Registraturen der Gesundheitsämter und "Erbgesundheitsgerichte" nicht überliefert waren.

1.2. Zur Quellenlage

Für die vorliegende regionalhistorische Arbeit kann die Quellenüberlieferung als relativ gut bezeichnet werden. Ende der 1980er Jahre gab das Gesundheitsamt für den Kreis Steinburg mit Sitz in Itzehoe einen Bestand von 3538 Einzelfallakten aus den Jahren 1933 bis 1945 an das "Gemeinsame Archiv des Kreises Steinburg und der Stadt Itzehoe" ab.[19] Nicht abgegeben wurden Sachakten, sog. Generalia, die einen Nachvollzug der Behördenpraxis erleichtert hätten.[20] Unter den Einzelfallakten, für die das Kreis- und Stadtarchiv ein grob geordnetes Karteikartenregister erstellt hat, befinden

---

und unrichtig." Zwangssterilisation im Kreis Steinburg/Holstein. In: Michael Salewski/Guntram Schulze-Wegener (Hrsg.): *Kriegsjahr 1944 - Im Großen und im Kleinen* (= Historische Mitteilungen der Ranke-Gesellschaft, Beiheft 12), S. 317-332; auch Lawrence D. Stokes behandelt in einem Aufsatz auf drei Seiten die Zwangssterilisationen im Raum Eutin: Lawrence D. Stokes: *Nichtjüdische Opfer der NS-Rassenpolitik im Eutinischen*, S. 169-172. In: Jahrbuch für Heimatkunde Eutin, 21. Jg. (1987), S. 169-175.

[14] Vgl. Hanno Harms: *Zur Situation der Behinderten während des Nationalsozialismus in Schleswig-Holstein* - Unter besonderer Berücksichtigung der Geistigbehinderten. Hausarbeit zur 1. Staatsprüfung für das Lehramt an Sonderschulen. Kiel 1985.

[15] Vgl. Koch (1994).

[16] Vgl. Fenner (1988).

[17] Rothmaler für Hamburg 600 Akten aus 6200, vgl. Rothmaler (1991), S. 17; Fuchs für Bremen 254 von noch vorhandenen 2665, vgl. Fuchs (1988), S. 12;

[18] So werteten Daum/Deppe für Frankfurt trotz nicht vorhandener Register sowohl die Grundgesamtheit von 3.565 Verfahren nach einigen wenigen Kriterien aus wie sie außerdem eine Stichprobe von 282 aus 2828 noch vorhandenen Akten zogen, vgl. Daum/Deppe (1991), S. 20 ff., 96 f.

[19] StAItz Abt. 730.

[20] Ein Gespräch mit Herrn Moritzen (†), Amtsarzt des Kreises Steinburg, und seinem Stellvertreter Herrn Obermeyer am 09.10.1995 ergab, daß im Itzehoer Gesundheitsamt keine einschlägigen Generalakten mehr existieren.

sich über 800 Akten, die die Sterilisationsverfahren gegen 772 Personen zum Thema haben. Überliefert sind ebenfalls zwei gebundene Registraturen, die für die Jahre 1934 bis 1945 insgesamt 1563 Anzeigen zur Unfruchtbarmachung verzeichnen. Da aus diesen Registerbänden 756 datierte Anträge an "Erbgesundheitsgerichte" zu ersehen sind, dürfen wir davon ausgehen, daß es sich bei dem überlieferten Bestand an Einzelfallakten vermutlich um den kompletten handelt. Eine weitere wichtige Quelle ist ein Registraturheft des Itzehoer "Erbgesundheitsgerichts", das im Archiv des Itzehoer Amtsgerichts verwahrt wird und für diese Arbeit dankenswerterweise eingesehen und ausgewertet werden konnte. Diese Registratur listet sämtliche 779 Verfahren nach dem "Gesetz zur Verhütung erbkranken Nachwuchses"(GzVeN) auf, die während des Bestehens des Itzehoer "Erbgesundheitsgerichts" von 1937 bis Ende 1944 durchgeführt wurden. Freundlicherweise konnte auch das "Schüler-Verzeichnis" der früheren Itzehoer "Hilfsschule", das sich im Archiv der Itzehoer "Pestalozzi-Schule, Schule für Lernbehinderte" befindet, ausgewertet werden. Im Schleswig-Holsteinischen Landesarchiv in Schleswig enthält der Bestand des Regierungspräsidenten Akten zu den Kosten der Unfruchtbarmachung und einzelne Dokumente zu Beschwerden, Gnadengesuchen sowie der Aufsicht über die Gesundheitsämter im Zusammenhang mit dem Sterilisationsprogramm[21], im Bestand des Gesundheitsministeriums findet sich unter anderem eine Akte zur personellen Besetzung der "Erbgesundheitsgerichte".[22] Überliefert ist weiterhin ein kleiner Bestand des Kieler "Erbgesundheitsobergerichts".[23] Eingesehen wurden außerdem Bestände des früheren Berliner Document Centers (BDC), heute Außenstelle Berlin-Zehlendorf des Bundesarchivs, die einige Informationen zu regionalen NS-Protagonisten des Sterilisationsprogrammes liefern.

Als Ergänzung sollen die im Kreis Steinburg erschienenen Tageszeitungen hinzugezogen werden. Allein in Itzehoe bestanden bis 1935 noch drei, anschließend noch zwei Zeitungen, bis nach der Einstellung des "Nordischen Kuriers" im Sommer 1939 nur noch die originär nationalsozialistische "Schleswig-Holsteinische Tageszeitung" publizieren durfte.

Auf die Befragung möglicherweise noch lebender betroffener Zeitzeugen sollte von vornherein verzichtet werden, da der Interviewer unter Umständen mit Gefühlen der Scham und der Verletztheit konfrontiert worden wäre, deren Handhabung eine hohe soziale Kompetenz des Befragenden voraussetzt. So schreibt Horst Dickel über eigene Erfahrungen in diesem Bereich: "Ich muß gestehen: je mehr ich mich ihnen [den Sterilisationsopfern - B.M.] näherte, über andere Dorfbewohner oder Angehörige, desto mehr scheute ich davor zurück, ihre Gefühle möglicherweise zu stark zu verletzen."[24] Gleichsam als Kompromiß wurde in der lokalen Tageszeitung ein Aufruf veröffentlicht, der denjenigen Betroffenen oder ihren Angehörigen, die das Bedürfnis besitzen, sich im Rahmen einer wissenschaftlichen Aufarbeitung des Themas persönlich

---

21   Vgl. LAS Abt. 309, Nr. 23141 bis 23166; anonymisierte Version: LAS Abt. 405, Nr. 248-261.

22   Vgl. LAS Abt. 611, Nr. 563.

23   Vgl. LAS Abt. 350, Nr. 4115.

24   Horst Dickel: *"Die sind ja doch alle unheilbar."* Zwangssterilisationen und Tötung der "Minderwertigen" im Rheingau, 1934 - 1945 (= Materialien zum Unterricht, Sekundarstufe I - Heft 77, Projekt "Hessen im Nationalsozialismus"). Wiesbaden 1988, S. 3.

zu äußern, die Möglichkeit bot, mit dem Verfasser der Arbeit in Kontakt zu treten.[25] Letztendlich erwartungsgemäß folgten auf die Veröffentlichung keine Reaktionen von direkt Betroffenen aus dem Kreis Steinburg.[26]

1.3. Fragestellung

Die vorliegende Arbeit beabsichtigt im gegebenen Rahmen eine Gesamtdarstellung der Durchführung des Zwangssterilisationsprogrammes auf Kreisebene. Das Fehlen von Generalakten zwingt dazu, mögliche regionale Spezifika beim Verwaltungsvorgehen außer acht zu lassen, sofern sie nicht aus den zur Verfügung stehenden Quellen ersichtlich sind. Das Augenmerk wird also neben der quantitativen Betrachtung vor allem auf die Einzelfälle und ihre Einordnung zu richten sein. Ohne die gesamte Arbeit einer eingeschränkten Fragestellung unterzuordnen, sollen dennoch einige Aspekte einer intensiveren Analyse unterzogen werden. So soll im Anschluß an einen kurzen historischen Abriß der "Rassenhygiene" in Deutschland vor allem folgenden Fragen nachgegangen werden:

–   Welche propagandistischen Maßnahmen ergriffen die Nationalsozialisten in der holsteinischen Provinz, um die Akzeptanz der Bevölkerung für die "negative Eugenik" zu erhöhen? (vgl. Kap. 4)
–   Welche Institutionen trugen vor Ort die Sterilisationspolitik? (vgl. Kap. 5)
–   Wie läßt sich die soziale Zielgruppe des "Gesetzes zur Verhütung erbkranken Nachwuchses" beschreiben? (vgl. Kap. 5.3.)
–   Inwieweit wurden Sterilisationen auch aufgrund reiner "Sozialdiagnosen", wie dem "moralischen Schwachsinn" oder dem "schweren Alkoholismus", angeordnet? (vgl. Kap. 6)
–   Welche konkreten Folgen hatte die Sterilisation zwischen 1934 und 1945 für die Opfer? (vgl. Kap. 10)
–   Wie reagierten die Öffentlichkeit auf die Sterilisationspolitik und die Betroffenen auf die gegen sie gerichteten "Erbgesundheits"-Verfahren, inwieweit widersetzten sie sich staatlichen Anordnungen? (vgl. Kap. 6.3., Kap. 7, Kap. 11-13)
–   In welchem Umfange wurde die Sterilisationspolitik während des Zweiten Weltkrieges fortgeführt? (vgl. Kap. 14.1.)

---

[25]   Vgl. *"Forschungsprojekt Zwangssterilisation*. Die Nazis ließen im Kreis Steinburg 800 Menschen unfruchtbar machen." In: NR vom 20.10.1995.

[26]   Auf die Pressemitteilung meldeten sich zwei Personen. Ein Ortschronist, Jahrgang 1943, gab dem Verfasser ergänzende Informationen zu den Sterilisationsverfahren gegen drei Taubstumme in seiner eigenen Verwandtschaft, die auch in den Akten nachzuvollziehen sind. Die Mitteilungen einer wegen "Schizophrenie" zwangssterilisierten Frau jüdischer Herkunft, die allerdings erst 1983 in den Kreis Steinburg zog, konnten zum einen aufgrund des mangelnden regionalen Bezugs nicht verwertet werden, zum anderen war dem Verfasser eine ergiebige Kommunikation mit dieser Zeitzeugin nicht möglich, da die Beteiligten grundlegend verschiedene Sprachcodes verwendeten.

– Bestanden institutionelle und personelle Verbindungen zu den nach Kriegsbeginn einsetzenden Psychiatrie-Morden, der sogenannten "Euthanasie"? (vgl. Kap. 14.2.)
– Welche Behandlung durch die Justiz erfuhren Zwangssterilisierte nach 1945, speziell in der Bundesrepublik, bei ihrem Kampf um Entschädigungen? (vgl. Kap. 16)
– Mußten die Träger der Sterilisationspolitik nach Kriegsende im Rahmen der "Entnazifizierung" mit rechtlichen Sanktionen rechnen? (vgl. Kap. 17)

Die mögliche quantitative Untersuchung des regionalen Sterilisationsprogrammes kann nicht nur das weitgehend unbekannte Ausmaß der Zwangssterilisationen verdeutlichen, sondern wird auch motiviert durch die - spekulative - Arbeitshypothese, daß sich der "Mustergau" Schleswig-Holstein, in dem die Nationalsozialisten schon lange vor 1933 eine über dem Reichsdurchschnitt liegende Unterstützung fanden[27] und der unverhältnismäßig vielen von ihnen auch noch nach 1945 als Refugium diente,[28] auch in der Erfüllung rassenhygienischer Imperative besonders hervortat (vgl. Kap. 15).

1.4. Zur Methodik

Um zum einen eine nach Möglichkeit fehlerarme Auswertung der oben aufgeführten verschiedenen Verzeichnisse zu ermöglichen und zum anderen eine breite Palette von Fragestellungen an diese Datensammlungen herantragen zu können, wurden sämtliche Daten der beiden Gesundheitsamtsverzeichnisse, des gerichtlichen "Erbgesundheits"-Registers und des Schülerverzeichnisses der Itzehoer "Hilfsschule" mit Hilfe des Datenbankprogramms "FileMaker Pro, Version 2.0" der Firma "Claris" elektronisch erfaßt, insgesamt über 2800 Datensätze. Um den Rahmen dieser Arbeit nicht zu sprengen, wurden die Daten der Verzeichnisse nur vereinzelt durch Akteninformationen ergänzt. Insofern können nur die Attribute quantitativ ausgewertet werden, die in den Verzeichnissen erfaßt wurden. Während das Schülerverzeichnis und die Gerichtsregistratur relativ lückenfrei geführt wurden, sind die Eintragungen in die Gesundheitsamtsbücher in den späteren Jahren, zunehmend seit Kriegsbeginn, weniger sorgfältig - die Zahl der in den Gesundheitsamts-Büchern erfragten Attribute ist im übrigen größer als bei den anderen beiden Institutionen - und enthalten in jenen Jahren häufig nur

27 Vgl. Peter Wulf: *Entstehung und Aufstieg der nationalsozialistischen Bewegung in Schleswig-Holstein.* In: Urs J. Diederichs/ Hans-Hermann Wiebe (Hrsg.): *Schleswig-Holstein unter dem Hakenkreuz.* Bad Segeberg und Hamburg, o.J. (ca. 1986), S. 29-41.

28 Vgl. Klaus Bästlein: *Schleswig-Holstein: Ein deutsch-nationales Naturschutzgebiet für NS-Verbrecher?* - Zur politischen Natur im nördlichsten Bundesland nach 1945. In: Urs J. Diederichs / Hans-Hermann Wiebe (Hrsg.): *Schleswig-Holstein unter dem Hakenkreuz.* Bad Segeberg und Hamburg, o.J. (ca. 1986), S. 209-264; der bekannteste Fall ist der des NS-Euthanasiearztes Werner Heyde. Vgl. hierzu Klaus-Detlev Godau-Schüttke: *Die Heyde/Sawade-Affäre. Wie Juristen und Mediziner in Schleswig-Holstein den NS-Euthanasiearzt Werner Heyde deckten und straflos blieben.* In: SchlAnz Nr. 8 (1994), S. 193-199, und SchlAnz Nr. 9 (1994), S. 217-223.

noch die Kerndaten des "Erbgesundheitsverfahrens". Aus diesem Umstand ist auch zu erklären, warum die Grundgesamtheit "n"[29] durchaus je nach untersuchtem Attribut variieren kann.

Ein umfassender Vergleich der für den Kreis Steinburg und den Landgerichtsbezirk Itzehoe errechneten Daten mit den Ergebnissen mehrerer anderer Regionen, die der hier untersuchten ähneln oder sich von ihr durch festlegbare - mögliche Differenzen erklärende - Kriterien (z.B. Urbanitätsgrad, Konfession oder politische Orientierung der Bevölkerung) unterscheiden, ist leider nicht möglich, weil derartige Arbeiten nicht vorliegen. Die oben kurz vorgestellten Veröffentlichungen zur Thematik bieten entweder keine nutzbaren Wertangaben, weil es sich bei den zugrundeliegenden Quellen nur um Rudimente handelt,[30] sie untersuchen nur einzelne Anstalten oder Behörden,[31] sie untersuchen zwar einen kompletten Gesundheitsamtsbezirk, quantifizieren aber die Sterilisationspolitik in jeweils von Arbeit zu Arbeit unterschiedlich gewählten Stadien des Verfahrens - sei es im Stadium der Anzeige, des Antrags, des EG-Beschlusses oder der erfolgten Operation[32] - oder sie untersuchen nur eine bestimmte zeitliche Phase, in den meisten Fällen die Vorkriegszeit. Aus diesem Grunde sind nur von Fall zu Fall Vergleiche möglich, die in dem Maße willkürlich gewählt sind, in dem die zur Zeit vorliegenden Ergebnisse der Forschung es ebenfalls sind.

---

29 Begriff aus der empirischen Sozialforschung: die zu untersuchende Gruppe.
30 So für die Region Mönchengladbach Boland (1990), S. 34.
31 Vgl. Fenner (1988); Rothmaler (1991); Koch (1994).
32 Vgl. Wiesenberg (1986); Fuchs (1988); Daum/Deppe (1991); Münkel (1991/92); Simon (1993); Ehlers (1994); Krause (1994)

2. Historische Voraussetzungen: die Rassenhygiene

Das nationalsozialistische "Gesetz zur Verhütung erbkranken Nachwuchses" und das in erster Linie auf dessen Grundlage durchgeführte Sterilisationsprogramm sind historisch nicht voraussetzungslos, sondern besitzen eine Geschichte, deren Ursprünge 1933 fast ein halbes Jahrhundert zurückliegen. Dabei ist die Idee der eugenisch motivierten, schließlich zwangsweisen Sterilisation nicht zu trennen von der Etablierung der deutschen Rassenhygiene.[33]

Der Terminus "Rassenhygiene" wurde erstmals in Alfred Ploetz' Band "Die Tüchtigkeit unserer Rasse und der Schutz der Schwachen. Versuch über Rassenhygiene und ihr Verhältnis zu den humanen Ideen, besonders zum Sozialismus" von 1895 eingeführt. Der Begriff ist letztendlich ein deutsches Synonym für den Terminus "Eugenik". Wilhelm Schallmayer, ebenfalls ein "Eugeniker der ersten Stunde"[34], definierte Rassenhygiene 1918 - gemäß der inzwischen von Johannsen eingeführten Unterscheidung zwischen Genotyp und Phänotyp - als die "Hygiene der Erbverfassung (Genotypus), während Personenhygiene die Hygiene des verwirklichten Lebens (Phänotypus)" sei.[35]

Am 22. Juni 1905 gründeten Alfred Ploetz und der Ethnologe Richard Thurnwald mit der "(Berliner) Gesellschaft für Rassenhygiene" die erste rassenhygienische Vereinigung überhaupt. Die Gesellschaft sollte Teil einer zur gleichen Zeit gegründeten "Internationalen Gesellschaft für Rassenhygiene" sein. Zu den Eugenikern in England, wo sich unter dem Vorsitz von Francis Galton, dem Begründer der Eugenik, die "Eugenics Education Society" bildete, sowie Holland, Norwegen und den USA, wo die Gründung rassenhygienischer Vereinigungen bevorstand, wurden feste Verbindungen geschaffen.

Von Anbeginn an versuchte die Rassenhygiene neben ihrer Abgrenzung als Wissenschaft die Legitimation durch die Praxis, die den Anspruch auf eine politische Umsetzung erhob und ein professionelles Deutungsmonopol beanspruchte. Die zwei zentralen eugenischen Strategien, deren Einführung die Rassenhygiene verfolgte, waren zum einen Ehetauglichkeitszeugnisse, zum anderen die Sterilisation aus rassenhygienischer Indikation.

---

[33] Die Ausführungen zur historischen Entwicklung der Sterilisationsidee basieren, soweit nicht anders angegeben, auf: Peter Weingart / Jürgen Kroll / Kurt Bayertz: *Rasse, Blut und Gene*. Geschichte der Eugenik und Rassenhygiene in Deutschland. Frankfurt a. M. 1988; hier v.a. das Kapitel: "Die Etablierung der Rassenhygiene in Wissenschaft, Sozial- und Gesundheitspolitik bis 1933", S. 188-366.

[34] Ebenda, S. 34.

[35] Schallmayer, Wilhelm: *Vererbung und Auslese*. Grundriß der Gesellschaftsbiologie und der Lehre vom Rassedienst, 3. Aufl., Jena 1918; zit. n. Weingart u.a. (1988), S. 210.

Die Idee des "Gesundheitszeugnisses" als administrativ kontrollierte "Fortpflanzungsberechtigung" übernahm die "wissenschaftliche" Eugenik aus den eugenischen Utopien von Francis Galton.[36] In Deutschland griff 1891 Wilhelm Schallmayer die Idee erstmals auf.

Ebenfalls bereits vor der Institutionalisierung der Rassenhygiene in Deutschland setzte die wissenschaftliche Diskussion um die medizinische Durchführbarkeit und rechtliche Realisierungsmöglichkeit von eugenisch indizierten Sterilisierungen ein. Schon 1889 hatte der Colditzer Medizinalrat und Psychiater Paul Naecke die Unfruchtbarmachung bestimmter "Entarteter" durch den Staat gefordert.[37] Der erste Rassenhygieniker, der sich öffentlich für Sterilisation aussprach, war Ernst Rüdin im Jahre 1903; drei Jahrzehnte später sollte er Mitverfasser des Kommentars zum "Gesetz zur Verhütung erbkranken Nachwuchses" werden. Da seine Vorstellungen kurz nach der Jahrhundertwende jedoch noch auf scharfen Widerspruch stießen und sowohl von den zuständigen Fachgremien wie von der Öffentlichkeit radikal abgelehnt wurden, brachten die Rassenhygieniker die Sterilisierungsfrage zunächst nur noch vorsichtig in die Diskussion.

In den Jahren vor dem Ersten Weltkrieg deutete sich das wachsende Interesse des ärztlichen Standes für den rassenhygienischen Standpunkt an. Später sollten die Mediziner die wichtige professionelle Basis für die Rassenhygieniker bilden. Ebenfalls in diesen Jahren bot sich der deutschen Rassenhygiene eine Anschlußmöglichkeit in der allgemeinen sozialpolitischen Diskussion: im Jahre 1911 sank der Geburtenüberschuß auf lediglich 739.945 oder prozentual 1,13% an der Gesamtbevölkerung gegenüber 1,36% im Vorjahr. Damit war die Geburten- und Bevölkerungsfrage 1912 auf der politischen Agenda.

Am 6. und 7. Juni 1914 veröffentlichte die "Gesellschaft für Rassenhygiene" ihre "Leitsätze zur Geburtenfrage", in denen sie neben geburtenfördernden Maßnahmen auch antinatalistische Schritte empfahl, so eine "gesetzliche Regelung des Vorgehens in solchen Fällen, wo Unterbrechung der Schwangerschaft oder Unfruchtbarmachung ärztlich geboten erscheint", sowie den "obligatorischen Austausch von Gesundheitszeugnissen."[38]

Eine politische Realisierung der Sterilisation war jedoch aufgrund unzureichender wissenschaftlicher Begründung, juristischer Normierungen sowie ethischer Schranken undenkbar. Dies änderte sich auch nicht während des Ersten Weltkrieges und in den ersten Nachkriegsjahren. So erklärte der Abteilungsleiter bei der "Preußischen Zentralstelle für Volkswohlfahrt", Max Christian, auf einer Tagung zum Thema "Erhaltung und Mehrung der deutschen Volkskraft" Ende Oktober 1915, daß der Ausschluß von der Fortpflanzung nicht mit Gewaltmaßnahmen wie der künstlichen Sterilisierung von körperlich und geistig Minderwertigen erfolgen dürfe, sondern "nur auf dem Wege einer rechtlichen Benachteiligung in humaner Form".[39] Auf einer Tagung

---

[36] Vgl. Weingart u.a. (1988), S. 274.

[37] Ebenda, S. 284.

[38] "*Leitsätze der Deutschen Gesellschaft für Rassenhygiene*". In: Archiv für Rassen- und Gesellschaftsbiologie (ARGB), 1914-15, 11, S. 134-136, 135; zit. n. Weingart u.a. (1988), S. 224 f.

[39] Weingart u.a. (1988), S. 225 f.

von 18 Gesellschaften und Vereinen der öffentlichen Gesundheitsfürsorge im Februar 1917 befürworteten deren Vertreter übereinstimmend die generelle Aufklärung von Ehebewerbern, waren aber ebenso einheitlich gegen Eheverbote.

Die bevölkerungspolitische Situation hatte durch die hohen Menschenverluste des Krieges eine weitere Zuspitzung erfahren. Infolgedessen war es die "quantitative" Bevölkerungspolitik, der mehrheitlich das öffentliche Interesse galt. Gesetzliche Vorhaben dieser Zeit konzentrierten sich dementsprechend eher auf die Verhinderung von Abtreibungen und Verbreitung empfängnisverhütender Mittel als auf eugenische Probleme. Aus diesem Grunde verlegten sich auch die Rassenhygieniker zunächst darauf, für positive rassefördernde Maßnahmen zu plädieren. Denn "die offensive Vertretung des Sterilisierungsgedankens hätte in der liberalen, wohlfahrtsorientierten frühen Weimarer Republik keine Aussichten auf politische Unterstützung gehabt."[40]

Nichtsdestotrotz betonte die "Deutsche Gesellschaft für Rassenhygiene" in ihren neuaufgelegten Leitsätzen 1922 - in einer Frontstellung gegenüber der quantitativen Bevölkerungspolitik -, daß, wer nur die Zahl der Geburten zu erhöhen strebe, ohne auf die Unterschiede der erblichen Veranlagung Rücksicht zu nehmen, zur "Abnahme der Rassentüchtigkeit beitrage, da alle solche Maßnahmen vorzugsweise die Fortpflanzung der minder Leistungsfähigen fördern."[41] Bei dieser Betonung der "negativen Bevölkerungspolitik" durch die Rassenhygieniker spielte die Einschätzung des Ersten Weltkrieges eine Rolle, der ihrer Meinung nach im allgemeinen eine "furchtbare kontraselektorische Auslese" bewirkt habe.[42]

Auf die politische Tagesordnung kam die Sterilisationsfrage jedoch erst wieder 1925 durch die Aktivitäten des Zwickauer Bezirksarztes Gerhard Boeters. Boeters veröffentlichte eine Gedenkschrift, die eine gesetzliche Regelung zwangsweiser Sterilisationen bei bestimmten erblichen Krankheiten vorsah. An den Deutschen Reichstag wandte er sich mit einem "Entwurf zu einem Gesetz über die Verhütung unwerten Lebens durch operative Maßnahmen", der unter dem Schlagwort "Lex Zwickau" berühmt-berüchtigt wurde. Nachdem er vom Reichsgesundheitsamt abschlägig beschieden worden war, stellte Boeters Strafantrag gegen den zuständigen Staatsanwalt, der gegen ihn kein Verfahren wegen unrechtmäßiger sterilisatorischer Eingriffe eingeleitet habe, obwohl er - Boeters - "seit länger als 20 Jahren praktisch ... auf dem Gebiete der Rassenhygiene" arbeite und bis 1925 63 operative Eingriffe vorgenommen habe.[43]

Mit diesem Schritt hatte Boeters erreicht, daß eine juristisch-politische Diskussion in Gang kam, die bis zur Verabschiedung des "Gesetzes zur Verhütung erbkranken Nachwuchses" acht Jahre später nicht mehr verstummte. Inzwischen hatte sich außerdem aufgrund der Wirtschaftskrise die politische Atmosphäre im Bereich Gesundheitsfürsorge, Bevölkerungspolitik und Wohlfahrtspflege insgesamt radikalisiert. Das Gesundheitswesen mußte in diesen Jahren schwerste Einbußen hinnehmen: Das reale Sozialprodukt sank bis 1932 innerhalb von vier Jahren auf 75%. Die Arbeitslosenzah-

---

40   Weingart u.a. (1988), S. 290.

41   *"Leitsätze der Deutschen Gesellschaft für Rassenhygiene"*. In: ARGB, 1922, 14, S. 372-375; zit. n. Weingart u.a. (1988), S. 231.

42   Ebenda, S. 232.

43   Zit. n. Weingart u.a. (1988), S. 292.

len stiegen von 1,8 Millionen im Jahre 1929 auf 5,6 Millionen im Jahre 1932 an, wodurch die Steuerleistung pro Kopf der Bevölkerung von 65,4 Reichsmark (1928) auf 27,2 Reichsmark (1930) sank. Aufgrund des Steuersystems traf dieser Einbruch die Kommunen am härtesten, und sie waren die Träger von Gesundheitsfürsorge und Arbeitslosenunterstützung. Vor diesem Hintergrund nahm die Rezeption einer sich präventiv und damit kostensparend gebenden Rassenhygiene wieder zu. Im Geleitwort der Zeitschrift "Eugenik. Erblehre. Erbpflege" hieß es im Oktober 1930 u.a.: "Ein erdrückender und ständig wachsender Ballast von untauglichen, lebensunwerten Menschen wird unterhalten und in Anstalten verpflegt - auf Kosten der Gesunden, von denen Hunderttausende ohne eigene Wohnung sind und Millionen ohne Arbeit darben. Mahnt die Not unserer Zeit nicht laut genug, "Planwirtschaft", d.h. Eugenik auch in der Gesundheitspolitik zu treiben?"[44] Die Sterilisation wurde gegen die wesentlich teurere Asylierung der Anstaltsinsassen bilanziert sowie gegen die für das Fürsorgesystem entstehenden Kosten.

Hinzu kam ein Paradigmenwechsel im öffentlichen Gesundheitswesen. Besonders Arthur Gütt, der spätere Kommentator des GzVeN, propagierte eine Umstellung des bisher überwiegend individual- und sozialhygienischen Gesundheitswesens auf einen rassenhygienisch-bevölkerungspolitischen Kurs. Damit war der Weg von einer kommunal getragenen Sozialhygiene zu einer staatlich getragenen und bevölkerungspolitisch ausgerichteten Rassenhygiene vorgezeichnet.

Das Jahr 1932 markierte dann den Zeitpunkt, zu dem die Sterilisationsfrage schließlich zum Gegenstand administrativer Planungen wurde und damit den Rahmen unverbindlicher Diskussionen verließ. Als großen Erfolg werteten die Eugeniker die Beschlüsse, die der "Preußische Staatsrat" im Januar 1932 unter dem Vorsitz von Konrad Adenauer verabschiedete. Mit der Begründung, daß die Aufwendungen für Menschen mit erbbedingten, körperlichen oder geistigen Schäden schon jetzt eine für die Wirtschaft untragbare Höhe erreicht hätten, wurde das Staatsministerium aufgefordert, eine verstärkte Aufklärung über eugenische Maßnahmen vorzunehmen und die von den Gemeinden, Kreisen, Provinzen und dem Staate für die Pflege und Förderung der geistig und körperlich Minderwertigen aufzuwendenden Kosten auf das "von einem völlig verarmten Volk" noch tragbare Maß zu senken.[45] Im Juli desselben Jahres erarbeitete eine eigens eingesetzte Kommission des "Preußischen Landesgesundheitsrates" einen "Entwurf eines Sterilisierungsgesetzes mit Begründung", der in § 1 die freiwillige eugenische Sterilisation vorsah.

44   Eugenik. Erblehre. Erbpflege, 1930, 1, S. 1; zit. n. Weingart u.a. (1988), S. 252 f.
45   Arthur Ostermann: *Die Eugenik im Dienste der Volkswohlfahrt*. In: Eugenik. Erblehre. Erbpflege, 1932, 2, S. 241-253, 252; zit. n. Weingart u.a. (1988), S. 296.

3. Das Gesetz zur Verhütung erbkranken Nachwuchses

Aufgrund der Gesetzesvorlagen und der Beratungen der Weimarer Zeit war es den Nationalsozialisten schon im Sommer 1933 möglich, ein Sterilisationsgesetz zu verabschieden. Der im Juni 1933 etablierte "Sachverständigenbeirat für Bevölkerungs- und Rassenpolitik" benötigte nur einen Tag, um das Gesetz fertigzustellen. Das "Gesetz zur Verhütung erbkranken Nachwuchses" (GzVeN), das am 14. Juli 1933 das Kabinett passierte, war gegenüber dem Entwurf von 1932 nur geringfügig, wenngleich folgenschwer geändert worden: eine Sterilisation war jetzt auch gegen den Willen des Betroffenen möglich.[46]

Das GzVeN kann als "das wohl wichtigste rassenhygienische Gesetzeswerk, das unter dem NS-Regime realisiert wurde"[47], angesehen werden. Nach § 1 dieses Gesetzes konnte unfruchtbar gemacht werden, wer "erbkrank" war oder an "schwerem Alkoholismus" litt. Als erbkrank im Sinne des Gesetzes galt, wer an einer der folgenden acht Krankheiten litt: angeborenem Schwachsinn, Schizophrenie, zirkulärem (d.h. manisch-depressivem) Irresein, erblicher Fallsucht (d.i. Epilepsie), erblichem Veitstanz (d.i. Huntingtonsche Chorea), erblicher Blindheit, erblicher Taubheit oder schwerer erblicher körperlicher Mißbildung. Während bei "schwerem Alkoholismus" ohne weitere Voraussetzung unfruchtbar gemacht werden konnte, genügte das Vorliegen einer sogenannten Erbkrankheit alleine nicht, um unfruchtbar zu machen. In diesen Fällen durfte ein Beschluß gegen einen "Kranken" nur dann ergehen, "wenn nach den Erfahrungen der ärztlichen Wissenschaft mit großer Wahrscheinlichkeit zu erwarten ist, daß seine Nachkommen an schweren körperlichen oder geistigen Erbschäden leiden" würden (§ 1 Abs. 1 GzVeN).

---

[46] Vgl. Weingart u.a. (1988), S. 460 ff.

[47] Ebenda, S. 464.

4. Die Propaganda-Kampagne für das Sterilisationsgesetz

Nach der Verabschiedung des Sterilisationsgesetzes forcierten die Nationalsozialisten ihre Agitationsaktivitäten für eine "negative Eugenik". Die explizite Propaganda für das Sterilisationsgesetz kann hierbei nicht scharf abgegrenzt werden gegen die generelle Propagierung einer erb- und rassenhygienischen Bevölkerungspolitik, die häufig nur konkludent für die Unfruchtbarmachung sogenannter "Erbkranker" warb. Aber auch die letztere beabsichtigte, die Akzeptanz der Bevölkerung für "negative" erbhygienische Maßnahmen zu erhöhen, und soll im folgenden mit berücksichtigt werden.

Wenngleich es während der gesamten NS-Zeit immer wieder Veranstaltungen gab, die für das GzVeN warben, sind Zeiten intensiverer Propaganda-Aktivitäten festzustellen, und zwar auch auf regionaler Ebene. Nach einer intensiven Kampagne im Spätherbst 1933 erfuhr das Sterilisationsgesetz in den ersten Monaten nach seinem Inkrafttreten eine erhöhte Aufmerksamkeit, die in den folgenden Jahren nachließ. Erst im Spätsommer 1941, nach dem offiziell angeordneten Ende der Tötung psychiatrischer Patienten, der sog. "Euthanasie", sahen die Nationalsozialisten erneut die Notwendigkeit, die diskreditierte Idee der Rassenhygiene wieder fester im Bewußtsein der Bevölkerung zu verankern.

4.1. Die propagandistische Offensive vor Inkrafttreten des Gesetzes

Der Veröffentlichung des Gesetzes folgte eine breit angelegte publizistische Offensive, die sich sämtlicher Medien bediente. Nicht alleine die Tatsache dieser großangelegten Propagandakampagne ließ vermuten, daß sich die Nationalsozialisten nicht der Unterstützung der breiten deutschen Öffentlichkeit sicher waren,[48] sondern NS-Funktionäre formulierten ganz deutlich, daß in der Bevölkerung Vorbehalte gegen das GzVeN bestanden. "Gerade über das Sterilisationsgesetz bestehen die unklarsten Vorstellungen, die teilweise zu Beunruhigungen weiter Volkskreise geführt haben," gab der schleswig-holsteinische Gaupropagandaleiter Gosau in einem Vortrag zu, den er am 29. September 1933 auf der Auftaktkundgebung für die Winterhilfe in der Kieler Tonhalle vor den "maßgeblichen Vertretern der Behörden" sowie der Presse hielt.[49] Die Veranstaltung leitete eine großangelegte "bevölkerungspolitische Propagandakampagne" des Goebbels'schen "Reichsministeriums für Volksaufklärung und Propaganda" ein, die

---

[48] So Uta Cornelia Schmatzler: *Verstrickung, Mitverantwortung und Täterschaft im Nationalsozialismus*. Eine Untersuchung zum Verhältnis von weiblichem Alltag und faschistischem Staat. Kiel 1994, S. 122.

[49] Gosau: *Die Propaganda im Rahmen der Winteraktion*. In: Die Winterhilfe in Schleswig-Holstein. In: SHT vom 30.09.1933, S. 5 f.

den "Kampf gegen Hunger und Kälte" mit einer Aufklärung über die Absichten, die die Regierung mit dem Sterilisationsgesetz verfolgte, verknüpfte. In diesem sog. "Dreimonatsplan"[50] sollte der Antinatalismus Vorrang haben. Obgleich das Winterhilfswerk in erster Linie die Unterstützung kinderreicher Familien bezweckte, zunächst also eine pronatalistische Stoßrichtung besaß, sollte es nicht darum gehen, "unter allen Umständen Kinderreichen an sich zu helfen, sondern denjenigen, die auch gleichzeitig rassisch wertvolle Deutsche sind. Es geht uns also nicht so sehr um die Quantität, als vielmehr um die Qualität, wenn auch unser Ziel nach wie vor die rassisch gesunde kinderreiche Familie ist."[51] Entsprechend betonte ein weiterer Redner dieser Kundgebung, der Abteilungsleiter bei der schleswig-holsteinischen NS-Volkswohlfahrt Dr. med. Fritz Trendtel, daß bei allen Maßnahmen des Winterhilfswerkes auf die neue Gesundheitsführung im Staate Rücksicht genommen werden müsse: "Wir werden die Spenden vorwiegend den hilfsbedürftigen erbgesunden Familien zukommen lassen."[52]

Zwischen dem 6. Oktober und dem 15. Dezember 1933 sollten Redner der Gaupropagandaleitung der NSDAP eine rege Vortragtätigkeit entfalten, wobei aber auf "Massenversammlungen alten Stils" zu verzichten sei. Es sollten vor allem die Bewohner der Städte und Großstädte angesprochen werden, auf dem Lande genügten ein oder zwei Versammlungen.

Für diese Kampagne wurde auch der Rundfunk genutzt, dessen Programm das Reichsministerium für Volksaufklärung und Propaganda zentral gestaltete. Schon Ende September hatte der "Nordfunk" das Hörspiel "Erbgesundung - erbkrank" gesendet.[53] Ebenfalls vom Berliner Ministerium aus sollten einschlägige Theater- und Kinoveranstaltungen gesteuert werden. Da sich der Parteifilm-Apparat zu dieser Zeit aber noch in der Aufbauphase befand, beschränkte sich die filmische Propaganda für das Sterilisationsgesetz zunächst auf die Wochenschauen.[54]

Der Presse aber maß Gaupropagandaleiter Gosau "von allen Propagandamethoden in diesem Kampf die größte Bedeutung bei." Den Zeitungen sollte sogar eine gewisse, wenn auch in ihrem inhaltlichen Umfang wohl eher zweifelhafte Freiheit gelassen werden, da die "Presse einer schablonenhaften Behandlung nicht zuträglich" sei; sie habe das Material, dessen Zusendung allerdings zentral durch das Gaupropagandaamt erfolgte, "selbständig" zu verarbeiten.

In der Praxis hatte die eugenische Propaganda in Schleswig-Holstein schon im Spätsommer 1933 eingesetzt. Hierbei trat der schon erwähnte Altonaer Stadtarzt Dr. Fritz Trendtel, der später als ärztlicher Beisitzer dem Altonaer "Erbgesundheitsgericht"

---

50   Dr. med. Erich Straub: *Bevölkerungspolitik und Rassenkunde*. In: Die Winterhilfe in Schleswig-Holstein. In: SHT vom 30.09.1933, S. 5 f.

51   Gosau, in SHT vom 30.09.1933.

52   Dr. med. Fritz Trendtel: *Alles für den erbgesunden Nachwuchs*. In: Die Winterhilfe in Schleswig-Holstein. In: SHT vom 30.09.1933, S. 5 f.

53   Vgl. ebenda, S. 5.

54   Vgl. Karl Ludwig Rost: *Sterilisation und Euthanasie im Film des "Dritten Reiches"*. Nationalsozialistische Propaganda in ihrer Beziehung zu rassenhygienischen Maßnahmen des NS-Staates. (= Abhandlungen zur Geschichte der Medizin und der Naturwissenschaften, Heft 55), Husum 1987, S. 61.

angehörte und in dieser Eigenschaft auch Sterilisationsbeschlüsse gegen Menschen aus dem Kreis Steinburg mittrug[55], besonders hervor. Auf einem Vortragsabend des Altonaer Gesundheitsamtes im "Haus der Jugend" Ende August 1933 dozierte er vor "Ehestandsbeihilfesuchenden", also Bewerbern um Ehestandsdarlehen, über "Gesunde Nachkommenschaft."[56] Wie viele Rassenhygieniker präsentierte er anhand von Bildern "Schulbeispiele schlechter und guter Vererbung." Über den Charakter dieser Bilder lassen die einleitenden Worte des Senators Stamer Schlüsse zu: "Das Gesundheitsamt will durch seinen Bildervortrag nicht abschrecken - es sind nicht gerade liebliche Bilder - sondern dazubeitragen, daß der Ernst der Ehe jedem ins Bewußtsein tritt." Auch in ausführlicheren Zeitungsartikeln propagierte Dr. Trendtel die nationalsozialistische Bevölkerungspolitik.[57]

Im Kreis Steinburg scheint die Ortsgruppe Wilstermarsch des Nationalsozialistischen Lehrerbundes NSLB. im September 1933 einen der ersten Vorträge zum Sterilisationsgesetz angeboten zu haben.[58] Der Vortrag von Frau Michaelis über "Sterilisationsgesetz und Mendelsche Vererbungslehre" zeigte jedoch, wie mangelhaft zu diesem Zeitpunkt einige Referenten über das GzVeN informiert waren. So referierte sie nicht nur, daß die "Kranken" den Antrag selbst stellen "müssen", sondern zählte auch "gemeingefährliche Verbrecher, Sexualverbrecher" zu den unter das Gesetz fallenden Personen. Aus derartigen Vorträgen und den folgenden ebenfalls fehlerhaften Pressenotizen mochte ein Teil der Desinformation in der Bevölkerung über das Sterilisationsgesetz resultieren. In den folgenden Monaten sahen sich NS-Rassenhygieniker deshalb gezwungen, in der Presse korrigierende Artikel zu veröffentlichen. "Selbstverständlich hat die Unfruchtbarmachung auch keinerlei Strafcharakter; die Kastration, die einen strafähnlichen Charakter besitzt und die das Geschlechtsempfinden beeinträchtigt, ist in einem besonderen Gesetz geregelt und darf nicht mit der Unfruchtbarmachung verwechselt werden," betonte Franz Maßfeller, Amtsgerichtsrat im Preußischen Justizministerium, in einem Artikel in der "Schleswig-Holsteinischen Tageszeitung" im Januar 1934.[59]

---

55 Vgl. z.B. StAItz Abt. 730, Nr. 72 und Nr. 480.

56 Vgl. *Gesunde Nachkommenschaft.* In: SHT vom 26.08.1933.

57 Vgl. *Denkt in Generationen!* Gesundheitsfürsorge in der NS.-Volkswohlfahrt von Stadtarzt Dr. med. et phil. Trendtel. In: SHT vom 13.09.1933.

58 Vgl. *Versammlung des NSLB. Wilstermarsch.* In: SHT vom 27.09.1933.

59 Franz Maßfeller: *Die Aufgaben der Erbgesundheitsgerichte.* In: SHT vom 28.01.1934; vgl. auch Gerhard Seifer: *Über einige Aufgaben des Arztes bei der Durchführung des Gesetzes zur Verhütung erbkranken Nachwuchses.* In: Ärzteblatt, 1. Jg., Nr. 15, 22.03.1934, S. 136 f.

4.2. Die Propaganda nach Inkrafttreten des Sterilisationsgesetzes

4.2.1. Die Presse

Nachdem die "Erbgesundheitsgerichte" ihre Tätigkeit aufgenommen hatten und auch die ersten Unfruchtbarmachungen durchgeführt worden waren, betonten Presseveröffentlichungen zum einen die zunehmenden quantitativen Erfolgsleistungen, zum anderen fuhren sie mit der Beschwichtigung möglicher Skeptiker und Kritiker fort. "Sterilisierung - ohne Gefahr!" titelte der Itzehoer "Nordische Kurier", eine ursprünglich "parteipolitisch unabhängige Tageszeitung"[60], die noch bis 1939 erscheinen konnte, Ende Mai 1934.[61] "Die Operation hat sich, auch auf weitere Kreise als bisher angewandt, durchweg als ungefährlich erwiesen," schrieb das Blatt und verwies unter anderem auf "die bisherigen Erfahrungen mit der Unfruchtbarmachung erbkranker Menschen in ... Amerika." Aus der Reichshauptstadt wurden Massenunfruchtbarmachungen als Erfolgsmeldungen berichtet: "In Berlin über 300 Sterilisierungen."[62]

4.2.2. Theater und Film

Im Rahmen der Propaganda für die Erb- und Rassenhygiene griffen die Nationalsozialisten ab Mitte der 1930er Jahre in verstärktem Maße auf die Medien Theater und Film zurück. Seit 1934 wurde das von dem Erbbiologen Konrad Dürre verfaßte "bevölkerungspolitische Volksschauspiel" mit dem Titel "Der Erbstrom" 1500mal und vor Hunderttausenden von Zuschauern aufgeführt.[63] Die Inszenierung des Bühnenstückes erfolgte durch die Theatergruppe des "Reichsausschusses für Volksgesundheit beim Reichs- und Preußischen Ministerium des Innern" unter der Leitung von dessen Direktor Heinz Georges. Die Botschaft der Handlung formulierte pointiert die "Schleswig-Holsteinische Tageszeitung": "Es geht um die Forderung: nur erbgesunde Menschen dürfen sich vermehren."[64] In Schleswig-Holstein scheinen die Besucherzahlen hinter den Erwartungen des Gaupropagandaamtes zurückgeblieben zu sein, denn am 12. Januar 1936 forderte der Gaupropagandaleiter Gustav Schierholz in einem Rundschreiben dazu auf, daß "die Formationen der Bewegung, die der Partei nahestehenden Verbände, Wehrmacht und Schulen" zu den Aufführungen "mehr als bisher" herangezogen werden müßten[65]. Nachdem das Theaterstück in Kiel seine schleswig-

---

60   Johann Rathmann: *Itzehoe 1933. Wie die Nazis die Stadt eroberten.* Itzehoe 1983, S. 3.
61   *Nordischer Kurier* (NK) vom 26.05.1934.
62   NK vom 19.06.1934.
63   Vgl. Bock (1986), S. 92.
64   *"Es geht um ein erbgesundes Volk. Das Volksschauspiel "Der Erbstrom."* In: SHT vom 27.01. 1936.
65   Gauverordnungsblatt der Gauleitung Schleswig-Holstein der Nationalsozialistischen Deutschen Arbeiterpartei, Jg. 1936, S. 16, Rundschreiben Nr. 2/36.

holsteinische Erstaufführung erfahren hatte, bestand für die Itzehoer am 26. Januar 1936 die Gelegenheit, das Schauspiel im Lokal "Freudenthal" zu besuchen. Doch auch in Itzehoe fand das Stück nicht das parteiamtlich gewünschte Interesse und wurde "vor einem leider nicht genügend besetzten Saal" gezeigt, so daß der Rezensent der "Schleswig-Holsteinischen Tageszeitung" denn auch nur euphemistisch "einen durchschlagenden inneren Erfolg" auch der Itzehoer Aufführung meinte verzeichnen zu können.[66] Am folgenden Tag stand das Bühnenstück auf dem Programm des "Tages der Heider Nationalsozialisten"[67], den diese anläßlich des 10jährigen Bestehens der Heider NSDAP-Ortsgruppe begingen. In der norderdithmarsischen Kreisstadt füllte das "Tendenzstück im guten nationalsozialistischen Sinne"[68] bei zwei Vorstellungen das Stadttheater; dort hatten sich Angehörige der Wehrmacht, des Arbeitsdienstes, der HJ, des DJ und anderer Formationen eingefunden.

Für die Filmpropaganda zur Sterilisation wurde das "Rassenpolitische Amt der NSDAP (RPA)" bestimmend, das zwischen 1935 und 1937 fünf Dokumentarfilme zur Propagierung der zwangsweisen Unfruchtbarmachung produzierte,[69] von denen mehrere nachweislich, vermutlich aber alle auch in den Kinos des Kreises Steinburg vorgeführt wurden.

Alle diese Filme besaßen eine Länge zwischen 11 und 25 Minuten Spieldauer[70] und waren insofern nur als Vorfilme für Kino-Spielfilme gedacht - in Verbindung mit der jeweils aktuellen "Ufa-Wochenschau" - oder wurden als Ergänzung zu erb- und rassenhygienischen Referaten auf Vortragsabenden gezeigt.

Zu dem ersten dieser Filme, dem am 12. Juni 1935 von der Zensur freigegebenen 12minütigen Stummfilm "Die Sünden der Väter" wurde am 24. Januar 1936 auf einer Tagung der Kreisbildstellenleiter in der Landesbildstelle Schleswig-Holstein mit Sitz in Elmshorn eine Lehrstunde abgehalten.

Die größte propagandistische Bedeutung erlangte der Film "Opfer der Vergangenheit". Unter den fünf Filmen des RPA war er der einzige Tonfilm und hatte eine Länge von 24 Minuten. Die Zwangsverpflichtung der Kinobesitzer zu seiner Vorführung garantierte einen noch breiteren propagandistischen Einsatz als die üblichen Steuerermäßigungen. Die Presse erhielt am 12. April 1937 die Anweisung: "Der Film, der ab Freitag in allen deutschen Filmtheatern im Vorspann läuft, soll gut besprochen werden."[71] Entsprechend nahmen sich auch in Itzehoe im "Nordischen Kurier" Wilhelm Sinnbeck-Hansen[72] und für die "Schleswig-Holsteinische Tageszeitung" ihr Schriftleiter Klaus Sothmann dieser Aufgabe an. Letzterer schließt seine Filmbesprechung mit dem Fazit: "Durch die neuen Gesetze ist es jetzt unmöglich geworden, daß erbkranke,

---

66 Vgl. *"Der Erbstrom"*. Das "Theater" im Dienste der Volksaufklärung. In: NK vom 27.01.1936.

67 Vgl. Anzeige *"10-Jahresfeier der Nationalsoz. Deutschen Arbeiterpartei "*. In: SHT 20.01.1936.

68 *Der Tag der Heider Nationalsozialisten*. In: SHT vom 27.01.1934.

69 Vgl. Rost, S. 37.

70 Vgl. Rost, S. 60.

71 Ebenda, S. 68.

72 Vgl. Wilhelm Sinnbeck-Hansen: *"Opfer der Vergangenheit"*. Ein wertvoller Beifilm zum Lichtschauspielhaus-Programm. In: NK vom 24.04.1937; Wilhelm Sinnbeck-Hansen war Schriftleiter des "Nordischen Kuriers"; vgl. Einwohnerbuch (1936), S. 126.

belastete Menschen sich fortpflanzen. Jeder, der diese erschütternden Bilder gesehen hat, wird die Richtigkeit und den großen Segen, den die neuen Gesetze gebracht haben, voll und ganz anerkennen."[73] In der kommenden Woche wurde dieser "Kulturfilm" dann dem Itzehoer Publikum im "Lichtschauspielhaus" im Vorprogramm des Filmes "Mädchenpensionat (Ein Film nach dem bekannten Theaterstück "Prinzessin Dagmar")" präsentiert.[74] Mit dem Film "Opfer der Vergangenheit" betrachtete das RPA die Kampagne für die Zwangssterilisation als weitgehend abgeschlossen. Nun sollte die Filmindustrie rassenhygienische Fragen als selbstverständlichen Bestandteil in ihre Filme einbeziehen.[75]

4.2.3. Vorträge, Schulungen, Besichtigungen

Neben der propagandistischen Instrumentalisierung von Presse, Theater und Film nutzten die Nationalsozialisten den hohen Organisationsgrad der Bevölkerung: kaum eine Vereinigung scheint sich nicht auf einer ihrer Zusammenkünfte des Themas "Erb- und Rassenhygiene" angenommen zu haben. Es liegt nahe, daß gerade die Mitglieder der Institutionen informiert werden sollten, die direkt mit dem Sterilisationsprogramm zu tun hatten.

So hielt der schleswig-holsteinische Gaugesundheitswalter Dr. Specht im Juni 1934 einen Vortrag auf der Mitgliederversammlung der Itzehoer NSV-Ortsgruppe, in dem er klar die Stoßrichtung der nationalsozialistischen Wohlfahrtspolitik bezeichnete: "Es ginge nicht an, daß man wie bisher für ein geisteskrankes Schulkind doppelt soviel ausgebe wie für ein gesundes, das für die Nation von großem Wert sei."[76]

Auch die Leidtragenden der Rassenhygiene wurden über ihr Schicksal nicht im Unklaren gelassen. Im Mai 1935 stand ein Vortrag über das Sterilisierungsgesetz im Mittelpunkt eines Elternabends der Itzehoer "Hilfsschule". Referent war der Schuldirektor, Lehrer Karl Hamer. Seine Ausführungen möchte ich, soweit sie im "Nordischen Kurier" summarisch wiedergegeben sind, vollständig dokumentieren, weil derartige Ansprachen, die das Verständnis möglicher "Erbkranker" für das GzVeN zu wecken versuchten, relativ selten sind: "Lehrer Hamer machte den Eltern in mitfühlender Weise klar, welch eine Belastung nicht nur materieller, sondern auch besonders seelischer Art die Betreuung eines solchen Kindes mit sich bringt, und daß bei sachlicher, richtiger Einstellung man doch soviel Kummer und Leid seinem eigenen Kinde für sein späteres Leben nicht zumuten dürfe. Er wies darauf hin, daß man durchaus nicht die Hilfsschulen oder Hilfsschulkinder bekämpfen wolle - wie unaufgeklärte Kreise behaupteten - sondern man wolle lediglich dem erbkranken *Nachwuchs* den Kampf ansagen. '2 Millionen deutsche Soldaten haben ihr Leben im

---

[73] Klaus Sothmann: *Opfer der Vergangenheit.* Ein Film der Reichspropagandaleitung im Lichtschauspielhaus. In: SHT vom 24.04.1937.

[74] Vgl. Kino-Anzeige *"Mädchenpensionat".* In: SHT vom 23.04.1937.

[75] Vgl. Rost, S. 64.

[76] *Versammlung der NS.-Volkswohlfahrt.* In: NK vom 21.06.1934.

großen Weltkriege für das Vaterland gegeben, und noch mehr haben ihre Gesundheit geopfert, ganz zu schweigen von dem unsäglichen Leid, das dadurch in die Familien gekommen ist. Gemessen an der Größe dieses Opfers, ist das 'Opfer' der Sterilisierung - ein solches kann es nur für Nichteinsichtige sein, für alle anderen ist es ein Segen für Person, Familie und Volk - gering.' Wenn wir das deutsche Gewissen sprechen lassen, werden wir viele Freunde des Gesetzes finden."[77]

Eine weitere Maßnahme, die Akzeptanz der "negativen Eugenik" zu erhöhen, bildeten Gruppenführungen durch Behinderteneinrichtungen. Eine solche veranstaltete der SA Sturm 21/212 Ende Januar 1939 im Landesheim Heiligenstedten im Rahmen seines sonntäglichen Ganztagsdienstes. Nach vormittäglichem Geländedienst und einem Vortrag des Deichgrafen über die Aufgaben des Deichschutzes hielt der leitende Arzt des Landesheimes, Dr. Abraham, im Saal des Heimes einen längeren Vortrag "über die in seinem Heim untergebrachten reichlich 200, größtenteils schwachsinnigen Kinder und Jugendlichen." Unter den Kranken seien, so der Bericht der "Schleswig-Holsteinischen Tageszeitung", einige Kinder gewesen, die vollkommen teilnahmslos gegenüber ihrer Umwelt seien: "Diese Besichtigung wird jeden von der unbedingten Notwendigkeit des Gesetzes zur Verhütung erbkranken Nachwuchses überzeugt haben."[78]

Schon 1933 wurden "Vererbungslehre, Rassenkunde, Rassenhygiene, Familienkunde und Bevölkerungspolitik" in Preußen als "Grundwissen des Lebens" in den Schulunterricht eingeführt.[79] Entsprechend wurde auch im Kreis Steinburg in allen Schulen im Rahmen des Unterrichts in Geschichte und Naturkunde Unterricht in Rassenkunde und Erbpflege erteilt.[80] In den Programmen der "Volksbildungsstätten", den Vorläufern unserer Volkshochschulen, finden wir ebenfalls in der Rubrik "Gesundes Volk" Veranstaltungen zur Eugenik. Für den 9. Oktober 1942 kündigte die "Volksbildungsstätte Itzehoe" einen Vortrag des Wewelsflether Arztes Dr. Siegfried Pohlenz an, der in der Gaststätte "Stadt Kiel" über "Die deutschen Rassengesetze und ihre Grundlagen" referieren sollte.[81]

4.3. Die Propaganda während des Krieges

Im Sommer 1941 leitete die Predigt des Bischofs Graf Galen von Münster vom 3. August 1941 das Ende der "offiziellen" Massentötungen psychiatrischer Patienten ein. Nicht einmal einen Monat nach dieser Predigt entschloß sich die nationalsozialistische Führung, den Tobis-Film "Ich klage an" in die Kinos zu bringen. Am 11. September

---

[77] *Elternabend der Hilfsschule.* Vortrag über das Sterilisierungsgesetz. In: NK vom 28.05.1935.

[78] *Mit dem SA.-Sturm 21/212 ins Gelände.* In: SHT vom 01.02.1939.

[79] Vgl. Bock (1986), S. 92.

[80] Vgl. *Jahresbericht des Kreisarztes des Kreises Steinburg 1938*, Blatt 55. In: LAS Abt. 320 "Steinburg" Nr. 599.

[81] Vgl. *Volksbildungsstätte Itzehoe.* Winterarbeitsplan 1942/43. Itzehoe 1942, S. 8.

hatte dieser Propaganda-Film auf der "Neunten internationalen Filmkunstschau" in Venedig den Pokal der Biennale erhalten.[82] Das Regime versprach sich von diesem Spielfilm, die ablehnende Haltung vieler Menschen der "Euthanasie" gegenüber aufzuweichen. Nachdem der Film am Freitag, den 17. Oktober 1941 im Itzehoer "Burg-Theater" angelaufen war[83], veröffentlichte die "Schleswig-Holsteinische Tageszeitung" in der folgenden Wochenendausgabe eine Filmkritik des Berliner Eugenikers Eugen Fischer. Fischer war von 1927 bis zu seiner Emeritierung 1942 Direktor des Kaiser-Wilhelm-Instituts für Anthropologie, menschliche Erblehre und Eugenik, "eines der Hauptverbreitungszentren rassenhygienischen Ungeistes"[84]. Zwischen den Zeilen erfährt der Leser den größeren politischen Kontext, in dem auch dieser Film stand: der Film habe die Pflicht, "Probleme, die sich aus ihrer Zeitgebundenheit heraus bis zur Spruchreife entwickelt haben, zur Diskussion zu stellen."[85] Die zentrale Frage dieses Filmes, der das Prädikat "künstlerisch besonders wertvoll, volksbildend" trug, lautete: "Darf ein Arzt einen Menschen, der von einer unheilvollen Krankheit befallen ist, töten?" Obgleich der Film in seiner Tendenz diese Frage bejahte und auf eine Legitimierung der "Euthanasie" zielte, bestand ein entscheidender Unterschied zwischen dem filmisch präsentierten Fall und den Massenmorden an kranken Menschen: die an Multipler Sklerose erkrankte Frau des Professors Heyt wünschte den Tod, zu dem ihr ihr Mann das Gift reichte. "Ich klage an" wurde in zahllosen Kopien im Deutschen Reich und im europäischen Ausland eingesetzt. In Norddeutschland waren zunächst 25, dann 30 Kopien im Einsatz. In Lübeck hatten den Film bis Anfang November 34.716 Besucher gesehen - ein Fünftel der Bevölkerung. Noch im Frühjahr 1942 zählte ein Kieler Kino 22.267 Besucher in zwei Wochen.[86] "Der Film 'Ich klage an' hat eine außerordentlich gute Aufnahme gefunden," meldete entsprechend die NSDAP-Kreisleitung für Süderdithmarschen am 1. Dezember 1941 in ihrem monatlichen Lagebericht an die Kieler Gauleitung und gab damit eine Einschätzung ab, die von der Gauleitung und anderen Kreisleitungen geteilt wurde.[87]

Zwei "volksgesundheitliche" Arbeitsgemeinschaften, die die Itzehoer "Volksbildungsstätte" in Verbindung mit dem Steinburger "Kreisamt für Volksgesundheit" durchführte, fielen vermutlich nur zufällig in eine Zeit, in der sich die NS-Eugeniker in einem Rechtfertigungszwang befanden. Es war vielmehr der 400. Todestag des Arztes und Forschers Paracelsus, der den Anlaß für diesen sog. "Paracelsus-Monat" lieferte: eine Reihe von acht separaten abendlichen Vortragsveranstaltungen, thematisch zu zwei "Arbeitsgemeinschaften" zusammengefaßt, die sich über vier Wochen hinzo-

---

82 Vgl. *Deutsche Filme weit an der Spitze*. In: SHT vom 16.09.1941.

83 Vgl. Kino-Anzeigen *"Ich klage an"* in SHT vom 16. und 17.10.1941; siehe auch Anhang, Dokument Nr.

84 Robert Wistrich: *Wer war wer im Dritten Reich?* Ein biographisches Lexikon. Frankfurt a. M. 1993 (engl. Originalausgabe London 1982), S. 89.

85 Eugen Fischer: *"Ich klage an"*. Ein erschütterndes filmisches Kunstwerk. In: SHT vom 18./19.10.1941.

86 Vgl. Rost, S. 209.

87 LAS Abt. 454, Nr. 4; so auch die Husumer Kreisleitung: der Film habe "propagandistisch gut gewirkt."

gen.[88] Schon der Eröffnungsabend, für den kein offiziell angekündigtes Referat vorgesehen war, zeigte, daß die "Erbgesundheit" in den kommenden Wochen einen Schwerpunkt bilden sollte: nach einem Vortrag des Kreisgesundheitsführers und SS-Sturmbannführers Dr. Konrad Brandes über Leben und Wirken des Paracelsus zeigte man einen der vom RPA produzierten eugenischen Propagandafilme. "Abseits vom Wege" habe "in eindringlichen Bildern aus einer Irrenanstalt den Fluch kranken Erbgutes in seinen erschütternden Wirkungen"[89] klargemacht. Die "Rassenhygiene" wurde auch an zwei weiteren Abenden thematisiert: am 23. September sprach Dr. Siegfried Pohlenz aus Wewelsfleth über die deutschen Rassengesetze, das Gesetz zur Verhütung erbkranken Nachwuchses und die Erbkrankheiten[90], am 2. Oktober referierten der Itzehoer Studienrat Wilhelm Nolze, Kreiswart des Reichsbundes Deutsche Familie, und der Gausachbearbeiter Marxen über "Die erbgesunde Familie als Trägerin der Volkserhaltung".[91] Die Aussprache, die sich an den Vortrag von Dr. Pohlenz anschloß, habe sehr dazu beigetragen, "eine Anzahl weitverbreiteter Irrtümer zu berichtigen".[92] Es zeigte sich also, daß es in der Bevölkerung selbst mehr als acht Jahre nach Verabschiedung des GzVeN noch Unklarheiten über den Komplex der Zwangssterilisationen gab. In allen diesen Veranstaltungen nutzten die Redner Schmalfilme zur Illustration.

---

[88] Vgl. das Programm in SHT vom 09.09.1941.

[89] *Gemeinschaftsabend "Gesundes Volk".* In: SHT vom 08.09.1941.

[90] Vgl. Vortragsankündigung in SHT vom 23.09.1941.

[91] Vorankündigung in SHT vom 02.10.1941.

[92] *"Wir wollen ein starkes, erbgesundes Volk!* In: SHT vom 24.09.1941.

5. Das Zwangssterilisationsverfahren bis zum Sterilisationsantrag

5.1. Institutionelle und personelle Voraussetzungen

Nachdem das Gesetz zur Verhütung erbkranken Nachwuchses am 1. Januar 1934 in Kraft getreten war, ordneten die jeweiligen Landesjustizminister die Einrichtung eines "Erbgesundheitsobergerichts" an jedem Oberlandesgericht und eines "Erbgesundheitsgerichts" an jedem größeren Amtsgericht eines Landgerichtsbezirks an. In Preußen entstanden so 84 "Erbgesundheitsgerichte" und 13 "Erbgesundheitsobergerichte". In ganz Deutschland gab es 1935 über 200 "Erbgesundheitsgerichte" und 30 "Erbgesundheitsobergerichte".[93] Diese Gerichte waren weniger eigenständige Gerichtsbehörden im eigentlichen Sinne als vielmehr Kammern oder Senate mit einer zugewiesenen Sachzuständigkeit.[94]

In Schleswig-Holstein existierten 1934 vier "Erbgesundheitsgerichte", und zwar in Altona, Flensburg, Kiel und der zu diesem Zeitpunkt noch "Freien und Hansestadt Lübeck".[95] Das "Erbgesundheitsobergericht" für Schleswig-Holstein war beim Oberlandesgericht Kiel angesiedelt.[96] Für den Kreis Steinburg lag die Zuständigkeit bis 1937 bei dem "Erbgesundheitsgericht" Altona, und erst als Altona in jenem Jahr durch das Groß-Hamburg-Gesetz der Hansestadt zugeschlagen wurde, richtete man beim Itzehoer Amtsgericht ein "Erbgesundheitsgericht" ein. Seine Zuständigkeit erstreckte sich auf den Landgerichtsbezirk Itzehoe, der den Landkreis Pinneberg mit Ausnahme der Insel Helgoland, die Landkreise Steinburg und Süderdithmarschen sowie Teile der Landkreise Rendsburg und Segeberg umfaßte mit insgesamt 243.724 Gerichtseingesessenen.[97]

Für die Sammlung der Sterilisations-Anzeigen, die Begutachtung der Probanden und die anschließende Antragstellung beim "Erbgesundheitsgericht" waren die Gesundheitsämter zuständig, deren es im Landgerichtsbezirk Itzehoe drei gab: Meldorf

---

[93] Vgl. Christian Ganssmüller: *Die Erbgesundheitspolitik des Dritten Reiches.* Planung, Durchführung und Durchsetzung. Köln 1987, S. 48; die Zahlen bei Gisela Bock, die von 205 Sterilisationsgerichten und 18 Sterilisationsobergerichten spricht - vgl. Bock (1986), S. 198 - können hinsichtlich der EOG-Zahl nicht stimmen. Auch der *Kalender für Reichsjustizbeamte*, S. 2f., nennt für den Stand 01.10.1940 neben 181 EG insgesamt 32 EOG: mit Ausnahme von Posen und Prag war allen OLG ein EOG angegliedert.

[94] Vgl. Hilscher (1991), S. 46.

[95] Vgl. zur personellen Besetzung der Gerichte: *Besetzung der Erbgesundheitsgerichte und des Erbgesundheitsobergerichts.* In: SHT vom 23.03.1934.

[96] Vgl. Arthur Gütt/Ernst Rüdin/Falk Ruttke: *Das Gesetz zur Verhütung erbkranken Nachwuchses.* München 1934, S. 244 ff.

[97] Vgl. *Kalender für Reichsjustizbeamte für das Jahr 1941.* 2. Teil, Berlin 1941, S. 285.

für Süderdithmarschen, Pinneberg für den Landkreis Pinneberg und Itzehoe für den Landkreis Steinburg. Das Itzehoer Gesundheitsamt stand unter der Leitung des Itzehoer Stadt- und Kreiskommunalarztes Dr. med. Bruno Lehnerdt. Die Behörde nahm ihre "erbhygienische" Arbeit Anfang 1934 umgehend auf. Am 22. Januar 1934 konnte der erste Antrag auf Unfruchtbarmachung an das Altonaer Sterilisationsgericht abgeschickt werden. Es dauerte allerdings noch fast ein Vierteljahr, bis das dortige Gericht seine Tätigkeit begann und am 10. April den ersten Itzehoer Antrag verhandelte.[98]

5.2. Die Sterilisations-Anzeige

Das Sterilisierungsverfahren begann mit einer Anzeige, die noch keinen Antrag beim "Erbgesundheitsgericht" beinhaltete (vgl. Kap. 5.4., S. 45 ff.). Nach Art. 3 der "ersten Verordnung zur Ausführung des Gesetzes zur Verhütung erbkranken Nachwuchses vom 15.12.1933" bestand eine Anzeigepflicht für "alle approbierten Ärzte oder sonstigen Personen, die sich mit der Heilbehandlung und Untersuchung oder Beratung von Kranken" befaßten. Auch Hebammen waren zur Anzeige verpflichtet.[99] Von 681 Anzeigen im Kreis Steinburg teilen uns die Registraturen mit, wer die Anzeige erstattet hat.[100] Da besonders die Heilanstalten für psychisch kranke Menschen an der schnellen und reibungslosen Durchführung des GzVeN beteiligt werden sollten und naturgemäß zunächst auf eine große Zahl von zu sterilisierenden Patienten zurückgreifen konnten, kamen auch etwa 40% der Steinburger Anzeigen aus den schleswig-holsteinischen Anstalten, v.a. aus den beiden Landesheil- und Pflegeanstalten in Schleswig und Neustadt. Besonders viele Anzeigen stammten auch aus der Landesarbeitsanstalt in Glückstadt, dem schleswig-holsteinischen Arbeitshaus - 7,9% der Gesamtzahl. Für jeweils ein Fünftel der Anzeigen zeichneten die Gesundheitsverwaltung (20,7%) und die Fürsorge (18,2%) verantwortlich. Wie in anderen Städten[101] werden diese beiden Einrichtungen auch in Itzehoe eng zusammengearbeitet haben. In den Kriegsjahren scheinen Gesundheitsamt und Fürsorgeamt in der Itzehoer Breitenburgerstraße 23 unter ei-

---

[98] Andere "Erbgesundheitsgerichte" nahmen ihre Tätigkeit schon Mitte März 1934 auf. So beschloß das EG Kiel schon am 12.03.1934 die Unfruchtbarmachung des ersten Steinburger Bürgers, der angezeigt worden war; vgl. StAItz Abt. 730, Nr. 738, Lfd. Nr. 1.

[99] Gütt u.a. (1934), S. 136 ff.

[100] Während im ersten Registerband (StAItz Abt. 730, Nr. 737) die Anzeigenden noch größtenteils namentlich genannt sind (N = 681), unterscheidet der zweite Band (StAItz Abt. 730, Nr. 738), der die Jahre 1937 bis 1945 abdeckt, nur noch vier Kategorien von Anzeigenden: "beamtete Ärzte", "nicht beamtete Ärzte", "Anstaltsärzte" und "sonstige Personen". Auch den Gerichtsakten liegen die Anzeigen grundsätzlich nicht bei, um die Identität des Anzeigeerhebenden nicht preiszugeben. Im Gegensatz zu Band 1 erfaßt Band 2 in fast 80% (N = 645) der Fälle den Eingangstag der Anzeige und ermöglicht damit, Verlagerungsprozesse bei den Gruppen der Anzeigenden zu untersuchen.

[101] Vgl. Daum/Deppe (1991), S. 53 ff. für Frankfurt am Main.

nem Dach untergebracht gewesen zu sein.[102] Jede zehnte Anzeige (11,3%) stammte von niedergelassenen Ärzten des Kreises Steinburg bzw. der Region Norddeutschland. Nur wenige der damals praktizierenden Ärzte beteiligten sich nicht wenigstens auf diese Weise am Sterilisationsprogramm. Sterilisationsanzeigen gingen auch noch von einer Reihe anderer Institutionen ein; diese sind jedoch quantitativ zu vernachlässigen, so z.B. die Jugendämter (0,7%) oder Justizbehörden (0,9%). An dieser Herkunftsverteilung der Anzeigen änderte sich bis Kriegsbeginn kaum etwas.

Beispielhaft für den Tenor der Anzeigen ist ein Schreiben des Kreisamtsleiters des Steinburger Amtes für Volkswohlfahrt der NSDAP, das im Juni 1937 das Itzehoer Gesundheitsamt erreichte: "Unsere Ortsgruppe K. meldet uns, daß sich daselbst ein Malergeselle L. befindet, der anscheinend geistig nicht ganz auf der Höhe ist, und dortselbst ein recht ausschweifendes Leben führt und somit eine gewisse Gefahr für die Einwohnerschaft bildet. Er ist der Sohn des Arbeiters L., K., und 24 Jahre alt. Ich bitte Sie, die Angelegenheit doch einmal zu überprüfen und evtl. Schritte zu unternehmen, damit kein Unheil von ihm angerichtet werden kann."[103] Die unterste noch nachweisbare Stufe dieser Denunziationskette ist in diesem Fall die NSDAP-Ortsgruppe, die möglicherweise aber auch erst durch eine dritte Person auf den jungen Mann aufmerksam wurde.

Zwischen 1934 und 1945 registrierte die Itzehoer Gesundheitsverwaltung mehr als 1560 Anzeigen zur Unfruchtbarmachung. Bei einer Bevölkerung des Kreises Steinburg von 81.853 (1933)[104] wären dies 1,9% der gesamten Einwohnerschaft. Gisela Bock errechnete, daß in jenen Jahren im Reichsgebiet fast eine Million Menschen zur Sterilisation angezeigt wurden, was etwa 3% der Bevölkerung im Alter von 16 bis 50 Jahren entspreche.[105] Beziehen wir die Steinburger Zahlen auf die Gruppe der 14 bis unter 65jährigen (55.689)[106] - die Volkszählung von 1939 benutzt leider nur diese von Bocks Einteilung abweichende und damit nicht direkt vergleichbare Altersgruppierung-, dann kommen wir auf einen Anteil von 2,8%, der - hochgerechnet auf die Alterskohorte der 16 bis 50jährigen - leicht über den von Bock geschätzten Zahlen liegt. Betrachten wir wieder den Anteil der Anzeigen an der Gesamtbevölkerung im regionalen Vergleich, so scheinen die Steinburger Anzeigenzahlen jedoch höher als andernorts zu liegen: in Frankfurt zum Beispiel waren es 1,4%.[107] Hierbei müssen wir

---

102   Dafür sprechen die Adressenangaben der anzeigenden Fürsorgerinnen, die z.T. auch direkt beim Gesundheitsamt angestellt gewesen zu sein scheinen.

103   StAItz Abt. 730, Nr. 228.

104   Vgl. *Schleswig-Holstein hat 1.589.600 Einwohner*." In: NK vom 29.06.1934.

105   Vgl. Bock (1986), S. 232; da ein nicht unerheblicher Teil der Angezeigten jünger als 16 und älter als 50 Jahre alt war, ist die Wahl dieser Bezugsgruppe mit Unschärfen verbunden: von 677 angezeigten Personen der Jahre 1937 bis 1945, deren Alter zum Anzeigezeitpunkt uns bekannt ist, waren 184 (27,2%) 15 Jahre alt oder jünger (165) und 19 Personen 51 Jahre alt oder älter; vgl. StAItz Abt. 730, Nr. 738.

106   Vgl. *Ergebnisse der Volks-, Berufs- und landwirtschaftlichen Betriebszählung 1939 in den Gemeinden. Heft 7:* Provinz Schleswig-Holstein, Hansestadt Hamburg, Mecklenburg (= Statistik des Deutschen Reiches, Band 559,7), S. 7,4.

107   Vgl. Daum/Deppe (1991), S. 26 und *Kalender für Reichsjustizbeamte*, S. 196: 8.712 Anzeigen bei 639.271 Gerichtseingesessenen.

nun aber berücksichtigen, daß der Kreis Steinburg mit dem Landesheim in Heiligenstedten und der Landesarbeitsanstalt Glückstadt zwei Anstalten im Kreisgebiet besaß, aus denen etwa 20% der Anzeigen (311) eingingen. Nach deren Abzug sinkt die Anzeigenquote auf 2,25% der vergleichbaren Altersgruppe der Einwohnerschaft.

Wie gegenwärtig die "negative Rassenhygiene" für bestimmte Teile der Bevölkerung gewesen sein muß, läßt sich erahnen, wenn wir den Blick über die einzelnen Stadtteile einer Kleinstadt schweifen lassen und die Verteilung der Anzeigen im Hinblick auf die unterschiedliche soziale Belegung der Viertel betrachten. Von 276 Sterilisationsanzeigen gegen Bewohner Itzehoes lassen sich anhand der Aktenangaben und mit Hilfe des Einwohnerbuches in 210 Fällen die Wohnadressen zur Zeit der Anzeigestellung ermitteln. Eine Häufung finden wir in einigen Wohnquartieren der Industriearbeiterschaft.[108] Hierzu gehörten zum einen die Itzehoer "Neustadt", zum anderen einige Straßen im traditionellen Zementarbeiterviertel "Kremperweg". Schon Wilfent Dalicho hatte in seiner Studie zu Köln festgestellt, daß die wegen "Schwachsinn" sterilisierten Menschen v.a. in den "ältesten Stadtbezirken mit der größten Bevölkerungsdichte, den preiswerten Wohnungen in den sogenannten Armenvierteln" lebten.[109] Auch in Itzehoe fehlte in der gesamten Neustadt die Kanalisation und mehr als drei Viertel der Wohnungen hatten noch 1968 weder WC noch Bad.[110] Setzen wir die Zahl der jeweiligen Anzeigen pro Straße ins Verhältnis zur Zahl der im Itzehoer Einwohnerbuch für die Jahre 1936/37 erfaßten erwachsenen Wohnbevölkerung, so stoßen wir auf Extremwerte von 4,0 bis 16,2% in einzelnen Straßen. In einer Straße wurden aus jedem vierten Haus Menschen zur Sterilisation angezeigt.[111] Allerdings greift der Interpretationsansatz, daß es sich hier um eine gezielte Repression gegen die politisch oppositionell eingestellte Arbeiterschaft gehandelt habe, zu kurz. Auch wenn ein Abgleich der letzten Wahlergebnisse vor 1933 in den einzelnen Stadtteilen einen solchen Zusammenhang nahelegt und im Einzelfall Angezeigte Tür an Tür mit politisch verfolgten und im KZ internierten Sozialdemokraten lebten, handelt es sich hier eher um eine Scheinkausalität. Die Akten bieten in keinem Fall den Beleg für eine Sterilisationsanzeige, die durch ein linksoppositionelles Agieren des Opfers oder seiner Eltern begründet werden könnte.

Nicht alle Anzeigen mündeten in die Stellung eines Sterilisationsantrages. Insgesamt wurden mindestens 486 Anzeigen, das ist fast ein Drittel (31,1%), nicht weiter verfolgt. Anzeigen konnten als unbegründet zurückgewiesen werden (102 Fälle), das Verfahren konnte wegen zu hohen Alters des Probanden eingestellt (18) oder wegen

---

108 Zu diesem Ergebnis gelangen auch Jungnitz/Weitkamp (1991), S. 370, die für den Stadtkreis Lünen (Regierungsbezirk Arnsberg) "die Hauptwohngebiete der Bergleute im Umfeld der Zechen" als am stärksten vom Sterilisationsprogramm betroffene Viertel identifizieren.

109 Wilfent Dalicho: *Sterilisationen in Köln auf Grund des Gesetzes zur Verhütung erbkranken Nachwuchses vom 14. Juli 1933 nach den Akten des Erbgesundheitsgerichts von 1934 bis 1943.* Med. Diss., Köln 1971, S. 179.

110 Vgl. Rainer Naudiet/Karl-Heinz Arlt/Uwe Jansen/Detlef Maiwald: *Atlas des Kreises Steinburg. Innenansichten einer Region.* Münsterdorf 1994, S. 77.

111 Die sechs Maximalwerte Anzeigen/Einwohnerzahl (%): 6/37 (16,2%); 2/15 (13,3%); 3/29 (10,3%); 5/87 (5,7%); 5/98 (5,1%); 8/202 (4,0%).

zu geringen Alters desselben zurückgestellt werden (26), der Proband starb, bevor weitere Verfahrensschritte eingeleitet wurden (22), eine Unfruchtbarmachung erübrigte sich wegen bereits bestehender Fortpflanzungsunfähigkeit (18), das Itzehoer Gesundheitsamt erklärte sich für örtlich nicht zuständig (142), der Proband sollte auf Dauer in einer Anstalt untergebracht werden (35) oder zumindest bis auf weiteres, so daß die entsprechende Anstalt späterhin einen Antrag stellen sollte (3), oder das Verfahren wurde ohne einen aus den Registern ersichtlichen Grund eingestellt (123). Nach Kriegsbeginn kamen weitere Einstellungsgründe hinzu, die an anderer Stelle zu behandeln sind.

Als "unbegründet" wurden Anzeigen zum einen verworfen, wenn der Amtsarzt überhaupt keine Krankheit diagnostizierte. Gerade in den Fällen von mutmaßlichem "Schwachsinn" nahm er Gerichtsentscheidungen - hier einmal im positiven Sinne - vorweg. Es läge nur "moralischer Schwachsinn" vor, der offiziell nicht zur Sterilisation führen durfte, oder die vermeintliche Geistesschwäche bewege sich noch auf dem Niveau der "landläufigen Dummheit" und sei damit keine Krankheit. Zum anderen hatte die Diagnostizierung von Unfallschäden oder Kriegsverletzungen sowie einer "nicht erblichen Krankheit" zur Folge, daß der Proband im folgenden unbehelligt blieb. Gerade in der ersten Zeit nach Inkrafttreten des GzVeN zeigte sich auf Seiten der Anzeigenden eine gravierende Unkenntnis darüber, welche Erkrankungen von dem Gesetz erfaßt würden. So finden wir auf einer Liste, die im September 1934 vermutlich vom Glückstädter Bürgermeisteramt erstellt worden war und Personen nennt, die "einem Arzt vorgeführt werden" müßten, "der sein Urteil abgeben muß, ob eine Sterilisation vorgenommen werden muß", verschiedene Krankheitsdiagnosen, die das GzVeN als Sterilisierungsgrund nicht kennt, wie "Gehirnerweichung"[112], offene Tuberkulose oder Knochentuberkulose.[113]

5.3. Die Antragstellung

Um ein Verfahren vor dem "Erbgesundheitsgericht" in Gang zu setzen, bedurfte es eines Antrages. Antragsberechtigt waren neben dem "Erbkrankverdächtigen" dessen gesetzlicher Vertreter, sofern ersterer das achtzehnte Lebensjahr noch nicht vollendet hatte oder entmündigt war (§ 2 GzVeN), aber auch Amtsärzte und die Anstaltsleiter von Kranken-, Heil- und Pflege- sowie Strafanstalten (§ 3 GzVeN).

Für die ersten zwei Jahre vermerkten die Gesundheitsamtsregister zwischen 65,2% (1934) und 47,1% (1935) der Anträge als "freiwillige" Anträge: in diesem Fall hatte auch der "Erbkrankverdächtige" den Sterilisationsantrag unterzeichnet. Viele der Betroffenen überlegten es sich jedoch im Laufe des Verfahrens noch anders und zogen ihren Antrag zurück. Um zu verhindern, daß bei einer Rücknahme des Antrags das Verfahren erneut hätte begonnen werden müssen, verfügte ein Runderlaß des Reichs-

---

112 Enzephalomalazie, vgl. Willibald Pschyrembel: *Klinisches Wörterbuch mit klinischen Syndromen*. Berlin, 251. Aufl. 1972, S. 319.

113 Vgl. StAGl, Abt. c, 1940 h.

innenministers vom 01.06.1934: "In Fällen der nach § 2 Selbstbeantragung oder durch gesetzliche Vertreter der Sterilisation, empfiehlt es sich, daß der Amtsarzt oder der Anstaltsleiter vorsorglich sich dem Antrag anschließt, um einer Zurücknahme des Antrags entgegenzuwirken."[114] Entsprechend stiegen die von Anstalts- oder Amtsärzten selbständig gestellten oder unterstützten Anträge von 7,1% und 50,9% 1934 auf 44,1% und 78,4% im folgenden Jahr. Als 1936 nur noch 16,8% der Betroffenen ihre Sterilisation befürworteten, beantragten die Amtsärzte im Gegenzug für 90% der "Erbkrankverdächtigen" zusätzlich oder selbständig die Unfrucht-barmachung, die Anstaltsärzte in 21% der Fälle. Beim Itzehoer "Erbgesundheits-gericht" wurde zwischen 1937 und 1939 in gerade einmal 12 von 401 Fällen die be-troffene Person als Antragstellerin genannt. Diese 3% freiwilligen Anträge treffen wir auch im überregionalen Vergleich an: so sind es in Frankfurt 3,2%.[115]

Was die Altersverteilung der betroffenen Personen anbelangt, so liegt es in der Natur der Sache, ein relativ geringes Durchschnittsalter zu erwarten (vgl. Tabelle 1). Im Schnitt sind die betroffenen Frauen zum Zeitpunkt der Antragstellung noch keine 26 Jahre alt, die Männer haben das 29. Lebensjahr schon überschritten.[116] Die Un-fruchtbarmachung sollte laut Verordnung nicht vor Vollendung des 10. Lebensjahres vorgenommen werden.[117] Im Kreis Steinburg war die jüngste Person, deren Unfrucht-barmachung beantragt wurde, gerade elf Jahre alt. Es fällt auf, daß das Itzehoer Ge-sundheitsamt im überregionalen Vergleich die Sterilisation sehr vieler junger Men-schen beantragte. Während zum Beispiel in Frankfurt 16,3% jünger als 20 Jahre und 4,2% der Betroffenen sogar jünger als 15 Jahre waren,[118] waren im Kreis Steinburg beinahe ein Drittel (29,5%) jünger als 20 Jahre und mit 8,5% unter 15 Jahre ebenfalls doppelt soviele wie in der Main-Metropole in dieser Altersgruppe.[119] Auch in der Kieler Universitäts-Frauenklinik ist diese jüngste Altersgruppe (7,5%) nicht derartig stark vertreten.[120] Es spricht also dafür, daß die Holsteiner mit einer frühzeitigen Ste-rilisation das Risiko staatspolitisch unerwünschten Nachwuchses so gering wie mög-lich halten wollten. Man kam damit Forderungen entgegen, wie sie der Königsberger Gynäkologe Felix von Mikulicz-Radecki erhob, nämlich "in Zukunft die Erbkranken möglichst im Kindesalter [zu] erfassen, bevor die Geschlechtsreife und damit eine Konzeptionsmöglichkeit eintritt, bei den Mädchen [...] im Alter von 10 bis 14 Jah-ren."[121] Da man bei Frauen aufgrund des einsetzenden Klimateriums von einer An-

---

114   Rd.Erl. des RMdI vom 1.6.1934 IIIa, II 2016/34 zur Durchführung des GVeN; zit. n. Daum/ Deppe (1991), S. 108.

115   Vgl. Daum/Deppe (1991), S. 108.

116   Vgl. StAItz Abt. 730, Nr. 738, 739; N = 752.

117   Vgl. AVO zum GzVeN vom 05.12.1933, in: Gütt u.a. (1934), S. 63.

118   Vgl. Daum/Deppe (1991), S. 109.

119   In Itzehoe finden wir zum Beispiel in der Gruppe der noch nicht 16jährigen Frauen sechsmal soviele Personen wie in Frankfurt.

120   Vgl. Krause (1937), S. 12 f.

121   Zit. n. Gabriele Czarnowski: *Nationalsozialistische Frauenpolitik und Medizin*. Der Zusammen-hang von Zwangssterilisation und Sterilitätsforschung am Beispiel des Königsberger Gynäko-logen Felix von Mikulicz-Radecki, S. 102. In: Leonore Siegele-Wenschkewitz/Gerda Stuchlik

tragstellung nach Eintritt des 45. Lebensjahres grundsätzlich absah, finden wir hier entsprechend nur zwei ältere Frauen. Weil es für Männer praktisch keine Altersbeschränkung gab, sind 15% der Männer älter als 45 Jahre. Ein Insasse der Glückstädter Landesarbeitsanstalt wurde 1936 noch im Alter von 64 Jahren sterilisiert.[122]

Tabelle 1: Alter der Steinburger Sterilisanden zum Zeitpunkt der Antragsstellung im Vergleich mit den entsprechenden Daten des EG Frankfurt a.M. (kumulierte Häufigkeiten)

Alter	Itzehoe Frauen		Frankfurt Frauen		Itzehoe Männer		Frankfurt Männer	
	absolut	relativ	relativ	absolut	absolut	relativ	relativ	absolut
unter 15	39	11,4	1,8	31	25	6,1	1,3	17
16-20	114	33,4	19,2	325	107	26,2	13,9	177
21-25	183	53,6	46,0	778	166	40,7	29,0	368
26-30	238	69,7	69,6	1177	230	56,4	44,9	569
31-35	288	84,4	84,2	1424	301	73,8	61,3	776
36-40	327	95,8	95,6	1616	345	84,6	74,5	943
41-45	339	99,3	99,6	1684	368	90,2	84,9	1075
46-50	340	99,6	99,8	1688	386	94,6	91,5	1158
51-55	341	100,0	100,0	1690	401	98,3	97,5	1234
56-60					405	99,3	99,5	1259
über 60					408	100,0	99,8	1264
über 70							100,0	1266
Gesamt	**341**	**100,0**	**100,0**	**1690**	**408**	**100,0**	**100,0**	**1266**

Quelle: StAItz Abt. 730, Nr. 738 und 739 ("Verzeichnisse der Erbkranken", 1934 bis 1945); Daum/ Deppe (1991), Tabelle 28, S. 172

Wollen wir weitere allgemeine Informationen über die Betroffenen einholen und beschränken wir uns dabei auf die Registraturen, so bleibt uns nur die Kategorie des Berufs (vgl. Tabelle 2).[123] Differenzieren wir in Anlehnung an die Berufszählung des Jahres 1933[124] zwischen Erwerbslosen,[125] Selbständigen, mithelfenden Familienange-

---

(Hrsg.): *Frauen und Faschismus in Europa*. Der faschistische Körper. Pfaffenweiler 1990, S. 90-113.

[122] Vgl. StAItz, Abt. 730, Nr. 738, Lfde. Nr. 316.

[123] Nur die Register des "Erbgesundheitsgerichts" (Archiv AG Itz) berücksichtigen den Berufsstand; wir können damit auf die Daten von 536 Personen aus dem Landgerichtsbezirk Itzehoe zurückgreifen, für die die Sterilisation zwischen 1937 und 1945 beantragt wurde und deren Beruf genannt wird. Eine Differenzierung zwischen "Berufsausbildung" und der "Stellung im Erwerbsleben" zur Zeit des Verfahrens, wie sie z.B. Monika Daum und Hans-Ulrich Deppe (vgl. Daum/Deppe (1991), S. 104 f.) anhand der Akten vorgenommen haben, lassen die Registerangaben nicht zu.

[124] Vgl. *Volks-, Berufs- und Betriebszählung vom 16. Juni 1933*. Die berufliche und soziale Gliederung der Bevölkerung in den Ländern und Landesteilen (= Statistik des Deutschen Reiches, Bd. 455), Heft 13: Provinz Schleswig-Holstein, Tabelle VI, S. 42 f.

[125] Bei den Sterilisanden handelt es sich mehrheitlich um Berufslose, allerdings zumeist im Er-

hörigen,[126] Beamten, Angestellten, Arbeitern und Hausangestellten, so kommen wir zu folgender Verteilung: Mehr als ein Drittel (38,2%) der Betroffenen übte keinen Beruf im herkömmlichen Sinne aus. Als "berufslos" galten die nicht explizit berufstätigen Ehefrauen, des weiteren Schüler und Schülerinnen, Fürsorgezöglinge, Witwen und Sozialrentner. Sofern die jüngeren Menschen nicht mehr im Elternhaushalt wohnten, waren vor allem viele junge Frauen "Haustöchter", quasi Hausgehilfinnen, die in anderen privaten Haushalten in die Tätigkeit des Hauspersonals eingelernt wurden. Fast ein Fünftel aller Betroffenen, und zwar fast ausschließlich Frauen, waren reguläre Hausangestellte. Etwas mehr als ein Viertel der "Erbkrankverdächtigen" waren Lohnarbeiter, häufig angelernt oder ungelernt. Hiervon wiederum arbeiteten die meisten als Landarbeiter (51%). Der größte Teil der Betroffenen besaß also keinen qualifizierten Berufsabschluß.[127] Ein gutes Drittel der Lohnarbeiter stammte aus Lehrberufen. Mehrfach vertreten waren vor allem folgende Handwerksberufe: Bäcker, Bürstenmacher, Gärtner, Baumschularbeiter, Klempner, Kutscher, Maler, Schlosser, Steinsetzer, Walker oder Zigarrenmacher.

Tabelle 2: Die berufliche Gliederung der Personen, für die zwischen 1937 und 1945 beim EG Itzehoe die Sterilisation beantragt wurde, im Vergleich zur Erwerbstruktur im Kreis Steinburg. (Angaben in Prozent)

	Bevölkerung relativ (%)	Sterilisanden relativ(%)	Sterilisanden absolut
Erwerbspersonen	**100,0**	**100,0**	**n=536**
Erwerbslose	14,2	38,2	205
Selbstständige	20,7	7,3	39
mithelfende Familienangehörige	19,1	7,3	39
Beamte	4,9	0,2	1
Angestellte	6,4	1,5	8
Arbeiter	31,2	28,3	152
Hausangestellte	3,5	17,2	92

Quelle: "Register des EG Itzehoe" (Archiv AG Itz); Volks-, Berufs- und Betriebszählung 1933, Heft 13, Tabelle VI.

Eine verschwindende Minderheit bildeten die Angestellten und Beamten (1,7%) und die Selbständigen (7,3%). Zur Gruppe der Selbständigen müßten bei einer näheren Untersuchung auf der Basis der Einzelfallakten möglicherweise auch noch einige Handwerker gezählt werden, die im Register nicht explizit als "Meister" mit eigenem Betrieb aufgeführt sind. Andererseits ordnen wir den Selbständigen auch "Kontrollmädchen", also Prostituierte, und der Untergruppe der Händler auch Hausierer zu, die in der sozialen Schichtung dem "5. Stand", dem "Lumpenproletariat" zugerechnet werden können.

---

werbstätigenalter.

[126] Bei den Sterilisanden werden ausschließlich die "Haussöhne" und "Haustöchter" zu dieser Kategorie zusammengefaßt.

[127] So auch Daum/Deppe (1991), S. 104; Koch (1994), S. 37.

Strenggenommen betraf das GzVeN alle Bevölkerungsgruppen, aber letztendlich waren die unteren sozialen Schichten, ja quasi die "subproletarischen" Bevölkerungsteile, die ungelernten und angelernten Arbeiter und Dienstmädchen, am stärksten betroffen. Dies schließt aber nicht aus, daß vereinzelt auch gegen Studenten, promovierte Akademiker oder erfolgreiche Geschäftsleute "Erbgesundheits"-Verfahren angestrengt wurden.

Tabelle 3: Antragsteller von Sterilisationsanträgen für Personen aus dem Kreis Steinburg in den Jahren 1934 bis 1945 (Angaben in %)

	"Erbkranker"	gesetzl. Vertreter	Anstaltsarzt	Amtsarzt
1934	65,2	6,3	7,1	50,9
1935	47,1	6,9	44,1	78,4
1936	16,8	15,6	21,0	90,0
1937	5,7	3,7	11,8	78,8
1938	0,7	1,4	14,4	83,6
1939	3,4	4,3	12,9	79,3
1940	0,0	0,0	1,0	99,0
1941	0,0	0,0	0,0	100,0
1942	0,0	0,0	0,0	100,0
1943	0,0	0,0	0,0	100,0
1944	0,0	0,0	0,0	100,0
1945	0,0	0,0	0,0	100,0

Quelle: StAItz Abt. 730, Nr. 738 und 739 ("Verzeichnisse der Erbkranken")

5.4. Von der Anzeige zum Antrag

Der entscheidende Abschnitt des Sterilisationsverfahrens war die Umwandlung der Anzeige in einen Antrag auf Unfruchtbarmachung. In dieser Phase übernahmen die Gesundheitsämter die Aufgabe, unter Heranziehung verschiedener Institutionen und Einzelpersonen eine Antragsbegründung zu erstellen, die vor den Sterilisationsgerichten Akzeptanz fand.

5.4.1. Die Gesundheitsämter

Mit dem Gesetz zur "Vereinheitlichung des Gesundheitswesens" vom 3. Juli 1934 wurden die zuvor meist kommunalen Gesundheitsdienste verstaatlicht und zentralisiert. Der ganz zentrale Zweck der Errichtung "Staatlicher Gesundheitsämter" in den Stadt- und Landkreisen war die Erfassung von Sterilisationskandidaten und die Beantragung ihrer Sterilisation. Die Gesundheitsämter wurden damit in den 1930er

Jahren zu den "Zentralstellen für die Registrierung der 'negativen Auslese'". Entsprechend bestand ihre Arbeit hauptsächlich aus der "negativen Erbpflege."[128]

Eine grundlegende Aufgabe war zunächst die Anlage einer reichseinheitlichen "Erbkartei", in der die "Erbkranken" kartothekmäßig erfaßt wurden. Ein Vorreiter auf dem Gebiet dieser erbbiologischen Sammeltätigkeit war der Meldorfer Kreisarzt Medizinalrat Dr. Vellguth. Er hatte schon Mitte der 1920er Jahre in Dithmarschen damit begonnen, "Erbkranke" zu einer freiwilligen Sterilisation zu bewegen und hatte auf diesem Wege schon vor 1933 11 eugenische Sterilisationen angeregt. Neben einer intensiven Vortragstätigkeit zum Thema "Eugenik" hatte er eine "eugenische Registratur" für die gesundheitsamtliche Praxis entwickelt und sein Konzept 1933 in einem Aufsatz dargelegt.[129] Als radikaler Vertreter der "Aufartung" plädierte Vellguth für die Sterilisation "Minderwertiger", und zwar auch von "Unsozialen", Tuberkulösen, "Rassefremden" (er nennt beispielhaft einen Mulatten) und Nur-Anlageträgern, d.h. zum Beispiel der gesunden Eltern "erbkranker" Kinder.[130] Seine Ausführungen sind durch eine ausgesprochen menschenverachtende Diktion gekennzeichnet: "wie in so manchen kleinen, schmutzigen Katen die Analphabetenbrut heranwächst."[131]

Die "Erbkartei" des Itzehoer Gesundheitsamtes ist nicht überliefert. Aktenvermerke der beim Gesundheitsamt tätigen Volkspflegerin Charlotte Conrad weisen aber auf ihre Existenz hin. Diese Kartothek war ein wichtiges Hilfsmittel für weitere rassenhygienische Maßnahmen. So konnte auf sie bei der Anfertigung von "Sippentafeln" zurückgegriffen werden. Diese Aufstellungen gaben eine graphische Übersicht über den sozialen und "biologischen" Zustand der Familie.

Die Gesundheitsverwaltung war de facto die Herrin des Erbgesundheitsverfahrens. War eine Anzeige zur Unfruchtbarmachung erstattet, so wurde die betroffene Person zur amtsärztlichen Untersuchung vorgeladen. In den meisten Fällen bildete das ärztliche Gutachten des Amtsarztes die medizinische Begründungsbasis eines Sterilisationsantrages. Bestand der Verdacht auf "angeborenen Schwachsinn", so unterzog der Amtsarzt den "Erbkrankverdächtigen" einer Intelligenzprüfung. Waren "Geisteskrankheiten" der Anzeigegrund, dann wurde auf häufig schon existierende Gutachten aus früheren Anstaltsaufenthalten zurückgegriffen. Zusätzlich konnten Zeugnisse von Lehrern der Probanden, Arbeitgebern oder Nachbarn eingeholt werden. Gerade bei Anfallskranken waren Zeugenaussagen oft der einzige Hinweis auf das Bestehen der Krankheit. In diesen wie in allen anderen Fällen waren die um Auskunft ersuchten Personen zur Verschwiegenheit gegenüber Dritten verpflichtet.

Auf der Grundlage dieser Erkenntnisse formulierte der Amtsarzt die Anträge an das zuständige "Erbgesundheitsgericht".

---

[128] Vgl. Bock (1986), S. 187, 189.

[129] Vgl. L. Vellguth: *Eugenische Erfahrungen in einem schleswig-holsteinischen Landkreise (Dithmarschen)* (= Veröffentlichungen auf dem Gebiete der Medizinalverwaltung, XXXIX. Band, 5. Heft), Berlin 1933, S. 11 ff.

[130] Ebenda, S. 12 f., 17.

[131] Ebenda, S. 7.

5.4.2. Die Schulen

Eine nicht zu unterschätzende Bedeutung bei der eugenischen Klassifizierung spielten die Einschätzungen von Lehrern. Besonders beim Verdacht auf "angeborenen Schwachsinn" erbat das Gesundheitsamt von früheren Lehrern der Probanden Zeugnisabschriften oder schriftliche Stellungnahmen.

5.4.2.1. Die Volksschulen

Da die Institution der "Sonderschule G" (für geistig Behinderte) in der ersten Hälfte unseres Jahrhunderts noch unbekannt war und auch die "Hilfsschule", die heutige "Sonderschule L" (für Lernbehinderte), noch keine umfassende Verbreitung gefunden hatte, waren es häufig die Lehrer ein- oder mehrklassiger Dorfschulen, d.h. Volksschulen, die vom Amtsarzt um eine Äußerung angegangen wurden. Die meist nur wenige Sätze umfassenden Stellungnahmen reichten von der Mitteilung, daß der Schulbesuch des entsprechenden Schülers schon so lange her sei, daß man sich nicht mehr an das Kind erinnern könne, bis zu denunziatorischen Plädoyers für eine Sterilisation des früheren Schülers. "Der Lehrer D. hat sich in seinem Urteil noch ganz milde ausgedrückt," urteilte der Itzehoer Amtsarzt 1936 über das Zeugnis eines Volksschullehrers aus Kronprinzenkoog in Süderdithmarschen, das sinngemäß wiedergegeben wurde: "Hinsichtlich der Familie W. wäre es als ein Glück zu bezeichnen gewesen, wenn das hier in Frage kommende Gesetz 10 Jahre früher gekommen wäre."[132]

5.4.2.2. Die Hilfsschule Itzehoe

Eine besondere Funktion für die Erb- und Rassenhygiene übernahmen die Hilfsschulen. In einem Erlaß des Regierungspräsidenten von Düsseldorf zur "Überweisung von Kindern in die Hilfsschule", der am 06.07.1935 für Preußen und das Reich übernommen worden war, wurden die Kreisschulräte verpflichtet, "alle hilfsschulpflichtigen Kinder aus erb- und rassenpolitischen Gründen restlos der Hilfsschule zuzuweisen."[133] In einem Schreiben des Schulamtes des Kreises Steinburg an den Itzehoer Bürgermeister vom 30. August 1935 wurde explizit die Rassenhygiene als die konstitutive Funktion der Hilfsschule hervorgehoben: "Abgesehen von der Pflichtvernachlässigung, die in der Nichtüberweisung eines hilfsschulbedürftigen Kindes von der Volksschule in die Hilfsschule liegt, bedeutet sie eine absolute Verkennung der Ziele des nationalsozialistischen Staates auf rassischem Gebiete. Die Bestrebungen unseres Staates in Bezug auf die Erbgesundheit machen die Einrichtung der Hilfsschule und ihre tätige Mitarbeit zur Erreichung dieser Ziele unbedingt notwendig. Im

---

[132] StAItz Abt. 730, Nr. 267.
[133] Manfred Höck: *Die Hilfsschule im Dritten Reich*, Berlin 1979, S. 73.

Hinblick auf die Bestimmungen des Erbgesundheitsgesetzes, die gewissenhafteste Prüfung jedes Falles vorausgesetzt, ist das Verbleiben eines hilfsschulbedürftigen Kindes in der Volksschule unbedingt zu vermeiden."[134] Drei Jahre später offenbarte die "Allgemeine Anordnung über die Hilfsschulen in Preußen" vom 27.04.1938, daß die pädagogische Aufgabe des Hilfsschullehrers eine Ergänzung erfuhr durch die der eugenischen Begutachtung: die Hilfsschule "bietet die Möglichkeit zu langjähriger, planmäßiger Beobachtung der ihr anvertrauten Kinder und damit zu wirksamer Unterstützung der erb- und rassenpflegerischen Maßnahmen des Staates."[135] Übersieht man die Bestimmungen des GzVeN, dessen amtliche Kommentare und die Äußerungen der Ärzte und Eugeniker zu dem Problem der Sterilisation von Hilfsschulkindern, so sei - so Höck in seiner umfassenden Dissertation zur Hilfsschule im Dritten Reich - "nahezu durchgängig festzustellen, daß das Bestreben besteht, den überwiegenden Teil der Hilfsschüler unter den Begriff 'angeborenen Schwachsinn' zu fassen und damit den im GzVeN ausgewiesenen Sterilisationsmaßnahmen zu unterwerfen."[136]

Betrachten wir das Schülerverzeichnis der Hilfsschule Itzehoe[137] für die Jahre 1907 - dem Jahr der Schulgründung - bis 1950, so lassen mehrere Veränderungen in der Buchführung seit den ersten Schulabgängen des Jahres 1934 die neue Aufgabe der Schule erkennen. Zum einen berücksichtigten die Angaben zu den Eltern des Kindes nicht mehr ausschließlich den Vater als traditionellen Familienvorstand, sondern in zunehmenden Maße wurden auch Name, vor allem der Geburtsname, und Geburtsdatum der Mutter notiert. Diese zusätzlichen Daten zur "Sippe" konnten die "Familienanamnese" in einem möglicherweise anstehenden "Erbgesundheitsverfahren" erleichtern und ermöglichten das Aufzeigen verwandtschaftlicher Querverbindungen innerhalb der Schülerschaft, aus denen weitere Schlüsse gezogen werden konnten. Die von Fall zu Fall gemachte Angabe der Kinderzahl der jeweiligen Familie in derselben Rubrik - zum Beispiel "9 Kd." - ist in ihrer Bedeutung nicht vollkommen geklärt. Sie gewinnt ihren Sinn aber erst dann, wenn eine große familiäre Kinderschar von den "Rassenhygienikern" als Indiz für mögliche "Asozialität" der Familie gewertet wurde. Am offensichtlichsten schlägt sich die "rassenpflegerische" Aufgabe der Hilfsschule aber in der Rubrik "Entlassungszeugnis" nieder, deren Bemerkungen nicht ausschließlich die Abschlußnoten auflisteten. Unscheinbare Buchstabenkürzel, die dem flüchtigen, zumal mit der Materie nicht vertrauten Betrachter kaum auffallen, lassen in ihrer Interpretation aber letztendlich keine Mehrdeutigkeit zu, zumal sie vereinzelt voll ausgeschrieben sind. Die Kürzel "schw.", "l. schw.", "schw. schw.", "n. schw.", "m. schw." oder "st." stehen für "schwachsinnig", "leicht schwachsinnig", "schwer schwachsinnig", "nicht schwachsinnig", "moralisch schwachsinnig" und "sterilisiert" und erhalten ihre Funktionszuweisung ausschließlich durch die Anliegen, die die Gesundheitsverwaltung an die Schule herantrug. Diesem Zwecke konnten auch moralische Werturteile dienstbar gemacht werden wie "sittlich gefährdet" und "moralisch minderwertig -

---

134   StAItz Abt. U, Nr. 54.
135   Zit. n. Höck (1979), S. 74; vollständiger Anordnungstext: ebenda, S. 320-324.
136   Höck (1979), S. 103 f.
137   Vgl. "Schüler=Verzeichnis der Schule in Itzehoe, Hilfsschule. Begonnen: 14.10.1907. Beendet 20.04.1950." (Archiv der Pestalozzi-Schule Itzehoe)

asozial - häuslicher Einfluß"[138]. Erwähnung fand auch die Erkrankung an Epilepsie.[139] Waren Schüler "entwicklungsgehemmt" oder sogar wegen vermeintlicher "Bildungsunfähigkeit" ausgeschult worden, lag ein Zugriff des Gesundheitsamtes nahe.

Darstellung 1: Itzehoer Hilfsschüler der Geburtsjahrgänge 1894 bis 1931, die zwischen 1934 und 1945 beim Gesundheitsamt Itzehoe zur Sterilisation angezeigt wurden.

Jahr		Schüler/Sterilisation
1894	□	1/0
1895		0/0
1896	□ □ □	3/0
1897	□ □ □ □	4/0
1898	□ □ □ □ □ □ □ ■	8/1
1899	□ □ □ □ □ □ ■ ■	8/2
1900	□ □ □ □ □ □ □ □ □ □ □ □ □ □ □ ■	16/1
1901	□ □ □ □ □ □ □ □ □ □ □ □ ■	13/1
1902	□ □ □ □ □ □ □ □ □	9/0
1903	□ □ □ □ □ □ □ □ □ □ □ □ ■ ■ ■	15/3
1904	□ □ □ □ □ □	6/0
1905	□ □ □ □ □ □ □ ■ ■ ■	10/3
1906	□ □ □ □ □ □ □	7/0
1907	□ □ □ □ □ ■	6/1
1908	□ □ □ □ □ □ □ □ □ ■ ■	11/2
1909	□ □ □ □ □ □ □ □ □ □ □ □ □ ■	14/1
1910	□ □ □ □ □ □ □ □ ■ ■ ■	11/3
1911	□ □ □ □ □ □ □ □ □ □ □ ■ ■ ■ ■ ■	17/6
1912	□ □ □ □ □ □ □ □ □ □ □ □ □ □ □ ■ ■ ■ ■ ■	20/5
1913	□ □ □ □ □ □ □ □ □ ■ ■ ■	12/3
1914	□ □ □ □ □ □ □ □ ■ ■ ■ ■ ■ ■ ■ ■	16/8
1915	□ □ □ □ □ ■ ■ ■ ■	9/4
1916	□ □ □ □ □ □ □ ■	8/1
1917	□ □ ■ ■ ■	5/3
1918	□ □ □ □ ■ ■ ■ ■ ■	9/5
1919	□ □ □ □ □ □ □ ■ ■	9/2
1920	□ □ □ □ □ □ □ □ □ ■ ■	11/2
1921	□ □ □ □ □ □ □ □ □ ■ ■ ■ ■ ■ ■	15/6
1922	□ □ □ □ □ □ □ □ □ □ □ ■ ■ ■ ■ ■ ■	17/6
1923	□ □ □ □ □ □ □ □ □ ■ ■ ■ ■ ■	14/5
1924	□ □ □ □ □ □ □ ■	8/1
1925	□ □ □ □ □ □ □ □ □ ■ ■ ■ ■ ■ ■ ■ ■ ■ ■	19/10
1926	□ □ □ □ □ □ ■	7/1
1927	□ □ □ □ □ □ □ □ □ □ □ □ □	13/0
1928	□ □ □ □ □ □ □ □ □ □ □ □ □ □	14/0
1929	□ □ □ □ □ □ □ □ □ □	10/0
1930	□ □ □ □ □ □ □ □ □ □ □ □ □ □ □ □ □ □ ■	19/1
1931	□ □ □ □ □ □ □ □	8/0

□ Schülerzahl je Geburtsjahrgang   ■ Sterilisationsanzeigen je Geburtsjahrgang

Quelle: "Schüler-Verzeichnis der Hilfsschule Itzehoe 1907 bis 1950" (Archiv der Pestalozzi-Schule Itzehoe, Schule für Lernbehinderte)

---

138 Vgl. "Schüler=Verzeichnis", Lfde. Nrn. 282 (vgl. auch 364; 451); 383 (vgl. auch 341).
139 Vgl. "Schüler=Verzeichnis", Lfde. Nr. 343.

Besonders in den ersten Jahren nach Erlaß des Gesetzes neigten die Eugeniker zu der vereinfachten Gleichsetzung "Hilfsschüler = Erbkranker".[140] Tatsächlich zeigten die Hamburger Behörden 74% der Hilfsschüler zur Sterilisation an.[141] Einen derartig hohen Anteil an angezeigten Schülern finden wir für die Itzehoer Hilfsschule nicht. Nach einer Überprüfung sämtlicher 423 Schüler der Geburtsjahrgänge 1894 bis 1930, also etwa derjenigen, die von Gründung der Schule an bis 1945 die Schule besucht und verlassen hatten,[142] sind 87, ein gutes Fünftel, zur Sterilisation angezeigt worden (vgl. Darstellung 1). Naturgemäß sind vor allem die Schüler betroffen, die während der zentralen Phase des Sterilisationsprogrammes 1934 bis 1939 die Schule verließen, das heißt die Jahrgänge 1920 bis 1925. Von ihnen wurden fast 36% angezeigt, wobei der Jahrgang 1925 mit 53% am stärksten betroffen war.[143] Doch auch unter den Schülern, die zum Teil schon ein Vierteljahrhundert zuvor die Schule verlassen hatten, wurde jeder fünfte[144] dem Itzehoer Gesundheitsamt angezeigt.

Die Hilfsschullehrerschaft zeigte, zumindest in den Jahren 1933 bis 1935, eine "überdurchschnittliche Anpassung an die NS-Ideologie."[145] Diese Haltung mag zum einen durch Ängste vor einer Abschaffung dieser Schulart begründet gewesen sein, denn in Norddeutschland kam es in diesen Jahren zu stärkeren Einschränkungen und Anfeindungen der Hilfsschule, die Abschaffungstendenzen aufwiesen.[146] Trotz dieser grundsätzlich NS-freundlichen Ausrichtung der Hilfsschullehrer war die Zusammenarbeit zwischen Hilfsschulen und Gesundheitsämtern stark von persönlichen Initiativen der Sonderschullehrer bzw. der Beamten in den Gesundheitsämtern abhängig.[147] Sieglind Ellger-Rüttgart hat am Beispiel zweier Hamburger Hilfsschulen anhand der von Lehrerhand angelegten Schülerakten nachgewiesen, daß mindestens zwei grundlegend verschiedene Einstellungen in der Gruppe der Sonderschulpädagogen ihren Schützlingen gegenüber zu diagnostizieren sind. Während wir weiterhin die Lehrerin finden, die "während all der Jahre der NS-Herrschaft in beispielhafter Weise wohlwollend-sachliche Urteile über ihre Schüler abgab"[148], war "genereller Grundzug des pädagogischen Beurteilungsverhaltens [...] die korrekt-bürokratische Umsetzung na-

---

140 Vgl. Höck (1979), S. 80; Rothmaler (1991), S. 54.

141 Vgl. Rothmaler (1991), S. 71.

142 Da eine ganze Reihe von Schülern mehrmals in die Schule ein- und wieder austrat - im Einzelfall bis zu viermal! -, zählt das Verzeichnis für den Zeitraum 465 Schüler.

143 In absoluten Zahlen: von 84 Schülern der Geburtsjahrgänge 1920 bis 1925 wurden 31 angezeigt, von den 19 im Jahre 1925 geborenen waren es 10.

144 Von 247 Schülern der Jahrgänge 1894 bis 1919 wurden 55 angezeigt (22,3%).

145 Höck (1979), S. 83.

146 Vgl. ebenda (1979), S. 72; so wurden im Landesteil Lübeck sämtliche Hilfsschulen mit Wirkung vom 1. April 1933 aufgelöst; vgl. hierzu Stokes (1987), S. 171.

147 Vgl. Höck (1979), S. 90.

148 Sieglind Ellger-Rüttgardt: *Die Hilfsschule im Nationalsozialismus und ihre Erforschung durch die Behindertenpädagogik*, S. 141 f., in: Wolfgang Keim (Hrsg.): *Pädagogen und Pädagogik im Nationalsozialismus - Ein unerledigtes Problem der Erziehungswissenschaft* (= Studien zur Bildungsreform, Bd. 16). Frankfurt am Main 1988, S. 129-145.

tionalsozialistischer Ideologie und Politik in den Alltag der Schule."[149] Allerdings wies schon diese pädagogische Erfüllungspolitik menschenverachtende Züge auf, so daß eine Abgrenzung gegenüber einer "besonders forcierten, in scharfmacherischer Weise pauschalisierenden Berurteilungspraxis", die Ellger-Rüttgart nur in Einzelfällen für gegeben hielt, dem heutigen Analytiker schwer fallen dürfte. Stigmatisierende Begriffe wie "erbkrank", "unterwertig" und "gemeinschaftsschädlich"[150] indizieren möglicherweise eine über die zeittypische Anpassung hinausgehende Übernahme nationalsozialistischer Verhaltensmuster. Wer als Hilfsschulleiter dem Jugendamt die Sterilisation eines Schülers vorschlug, konnte nicht mehr als "Mitläufer" gelten, sondern handelte "aktiv im Sinne der herrschenden NS-Ideologie."[151] In diese Kategorie fiel der Rektor der Flensburger Hilfsschule, der bei einem 1941 aus der Schule entlassenen Schüler "erbpflegerische Maßnahmen für erforderlich" hielt [152]. Bei den Informationen, die die "Hilfsschule-Itzehoe" dem Itzehoer Gesundheitsamt zukommen ließ, handelte es sich meist nur um Abschriften aus den Schülerverzeichnissen, die in erster Linie die Noten des Abgangszeugnisses enthielten. Gerade bei schon lange vor 1933 verabschiedeten Schülern beschränkte man sich auf diese Kurzmitteilungen. Allerdings formulierte der Hilfsschul-Rektor Karl Hamer meist in ein oder zwei zusammenfassenden Sätzen eine abschließende Schülerbeurteilung, die in vielen Fällen augenscheinlich nur auf den Zeugnisnoten beruhte. In diesen Kurz-Gutachten für das Sterilisationsverfahren verwendete er eugenische Termini, die von den Richtern problemlos übernommen werden konnten: "Nach den Schulleistungen ist das Ziel der Hilfsschule erreicht worden und liegt wahrscheinlich intellektueller Schwachsinn nicht vor. Nach der moralischen Seite hin wurde eine Minderwertigkeit beobachtet. (durchaus passives Wesen - willenlos - leicht geneigt zu Schlechtigkeiten - kennt dann keine Hemmungen - lügt - hat auch andern Schülern Sachen entwendet - war einmal von Schule und Elternhaus fortgelaufen zu Verwandten - machte der Schule dauernd Schwierigkeiten in der Erziehung.)"[153] Im November 1937 wurde die 16jährige, über die der Hilfsschulleiter hier urteilte, auf Beschluß des Itzehoer "Erbgesundheitsgerichts" im Julienstift unfruchtbar gemacht. In einem anderen Fall diagnostizierte Hamer: "Das Ziel der Hilfsschule ist nicht erreicht. Der Knabe ist aus der 2. Klasse konfirmiert worden. Danach scheint intellektueller Schwachsinn vorzuliegen." Auch diesen Schüler bewahrte sein "sehr guter" Fleiß und sein "sehr gutes" schulisches Betragen nicht vor der Sterilisation.[154] Hatte Hamer die Schüler im Unterricht persönlich erlebt, fiel die schriftliche Äußerung etwas ausführlicher aus, im Einzelfall auch positiv oder zumindest zwischen persönlichen Stärken und Schwächen des Schülers differenzierend.[155] Betrachten wir das gute Dutzend Schülerbegutachtungen[156] aus der Feder

---

149   Ebenda, S. 137.

150   Ebenda, S. 142.

151   Ebenda, S. 139 f.

152   StAItz Abt. 730, Nr. 741.

153   StAItz Abt. 730, Nr. 531.

154   StAItz Abt. 730, Nr. 402.

155   Vgl. StAItz Abt. 730, Nr. 134, 208.

156   Vgl. des weiteren StAItz Abt. 730, Nr. 100, 214, 404, 427, 449, 451.

des Schulleiters, das überliefert ist, so können wir ihn der Kategorie des "Erfüllungspolitikers" zuordnen, der "sine ira et studio" nach bestem Wissen und Gewissen seine Schüler einstufte, um die möglichen Folgen allerdings wohl wissend.

Von einem anderen Geist zeugen die Schreiben des früheren Schulleiters und Ruheständlers Johann Detlefsen. Auch ihm verlangte das Gesundheitsamt verschiedentlich Beurteilungen ab, die von einem guten Erinnerungsvermögen dieses Lehrers an zum Teil vor mehreren Jahrzehnten unterrichtete Schüler zeugen. Seine kurzen Charakterisierungen lassen durchgehend das Bestreben erkennen, den "Schwachsinns"-Verdacht zu zerstreuen und mögliche intellektuelle Defizite auf die Einflüsse problematischer Sozialmilieus zurückzuführen. "Das Mädchen entstammt einer kinderreichen Familie, die in den Zeiten der Wohnungsnot in städtischen Notwohnungen untergebracht war. Die Mutter war oft längere Zeit krank, und A. mußte in diesen Zeiten den Unterricht versäumen und den Haushalt versorgen. Sie war auch mehrere Male im Dienst bei einem Bauern. Unter diesen Umständen kann es nicht Wunder nehmen, wenn sie im Unterricht hinter den anderen Kindern zurückblieb und deshalb der Hilfsschule überwiesen wurde," schreibt Detlefsen über eine junge Itzehoerin, die er abschließend zumindest persönlich vom Verdacht auf "Erbkrankheit" freispricht: "Nach meinen Beobachtungen litt das Kind nicht an Schwachsinn. Eine endgültige Feststellung kann nach meinem Dafürachten nur durch eine ärztliche Untersuchung erfolgen."[157] Überhaupt scheint der erste Rektor der Itzehoer Hilfsschule kein Anhänger der weit verbreiteten Annahme zu sein, Hilfsschulbedürftigkeit indiziere den Schwachsinn des entsprechenden Schülers schon per se: "E. war ein typischer Hilfsschüler. [...] Besondere Anzeichen von Schwachsinn habe ich an ihm nicht bemerkt. Die Eltern machten auf mich einen gesunden Eindruck."[158] Bezeichnenderweise ist der Antrag in den drei Fällen, zu denen sich Detlefsen nachweislich äußerte, abgelehnt worden, wenngleich die kleine Fallzahl zugegebenermaßen keine Repräsentativität gewährleistet.

Bemerkenswerterweise gibt es keinen Hinweis darauf, daß die Hilfsschule von sich aus Schüler oder Schülerinnen angezeigt hat. Die entsprechenden Anzeigen stammten in ihrer überwiegenden Mehrheit von Mitarbeitern des Itzehoer Gesundheitsamtes. Vermutlich unterstanden die Hilfsschüler als generell "erbkrankverdächtig" einer besonderen amtsärztlichen Beobachtung, so daß die Gesundheitsverwaltung aus eigener Initiative Verfahren einleitete.

---

157 StAItz Abt. 730, Nr. 29; eine ähnliche Argumentation in Nr. 427.
158 StAItz Abt. 730, Nr. 167.

5.4.3. Die Anstalten

Die "Durchkämmung von Anstaltsbeständen" spielte bei der Durchführung des GzVeN eine herausragende Rolle, zumal in den Anfangsjahren 1934 bis 1936. Im Gesundheitsamtsbezirk Itzehoe stammten die Anstaltsanträge v.a. aus dem Landesheim Heiligenstedten, der Landesarbeitsanstalt in Glückstadt und den beiden schleswig-holsteinischen Landesheil- und Pflegeanstalten in Schleswig und Neustadt.

5.4.3.1. Das Landesheim in Heiligenstedten

Einige Kilometer südlich von Itzehoe liegt an einer Störkrümmung das "Schloß Heiligenstedten". In dem Herrenhaus war 1926, nachdem die Provinzialverwaltung es von dem damaligen Besitzer Baron Blome erworben hatte, ein Landesaufnahmeheim eingerichtet worden, in dem "fürsorgebedürftige Großstadtkinder bis zu ihrem 21. Lebensjahre"[159] untergebracht wurden. Das Heim wurde zum 1. April 1934 geschlossen, seine Zöglinge nach Schleswig-Hesterberg übersiedelt. In den folgenden eineinhalb Jahren fungierte das Gebäude als Landschulheim, bevor es im Herbst 1935 wieder seine in unserem Kontext relevante Aufgabe übernahm. "Seit Anfang Oktober d.J. dient das Landesheim nunmehr zur Aufnahme von vorwiegend nicht hilfsschulfähigen, geistesschwachen Kindern und geistesschwachen Erwachsenen," schrieb der "Nordische Kurier" im November 1935. Größter Nachdruck sollte auf die Beschäftigung der Insassen in der zum Heim gehörigen großen Gärtnerei und Landwirtschaft, in den Werkstätten des Heimes, in der Küche, der Wäscherei und bei den Hausarbeiten gelegt werden. "Hier bringen es die Schwachsinnigen unter Anleitung und Überwachung zu zum Teil durchaus anerkennenswerten Arbeitsleistungen," urteilte die zu Weimarer Zeiten liberale Itzehoer Zeitung über ein Heim, dessen Besichtigung vier Jahre später dazu dienen sollte, "jeden von der unbedingten Notwendigkeit des Gesetzes zur Verhütung erbkranken Nachwuchses" zu überzeugen.[160]

Noch im Mai 1938 fand im Landesheim auf Veranlassung des Itzehoer Invaliden Albert Berndt eine Volksmusik-Veranstaltung des Itzehoer Mandolinen-Orchesters unter Leitung von Heinrich Faber statt. "Ein Zeichen der Volksgemeinschaft" überschrieb der "Nordische Kurier" wenige Wochen vor seiner Einstellung den kurzen Bericht über diese Veranstaltung für eine Gruppe von Menschen, die die Nationalsozialisten als "Gemeinschaftsfremde" einstuften.[161] Doch dieses Zeichen der Solidarität, initiiert durch einen seinerseits Körperbehinderten, kann nicht darüber hinwegtäuschen, daß die Bewohner des Heimes schon seit viereinhalb Jahren massenweise zwangssterilisiert wurden. Das Heim hatte Anfang 1939 etwas mehr als 200 Bewohner.[162] Zwischen 1934 und 1939 wurden von dem Heimleiter Dr. Abraham 165

---

159   "Landesaufnahmeheim wird Landschulheim." In: SHT vom 16.03.1934.

160   "Mit dem SA.-Sturm 21/212 ins Gelände." In: SHT vom 01.02.1939.

161   "Ein Zeichen der Volksgemeinschaft." In: NK vom 14.05.1938.

162   Vgl. SHT vom 01.02.1939.

Heiminsassen zur Sterilisation angezeigt und von diesen 85 nachweislich sterilisiert, und zwar die meisten von ihnen, 74, im Julienstift.[163] Zum Zeitpunkt der Unfruchtbarmachung waren die Jugendlichen im Durchschnitt knapp 18 Jahre alt. Die Anzeigediagnose lautete in 95% der Fälle (157) auf "angeborenen Schwachsinn", in fünf Fällen sollte wegen Epilepsie sterilisiert werden. Der große Anteil der zwar angezeigten, aber nicht operierten Jugendlichen ist darauf zurückzuführen, daß das Heim schon am 26. August 1939[164] aufgelöst und die Bewohner nach Schleswig oder Rickling bei Neumünster verlegt oder entlassen wurden.[165] Damit ging auch die amtsärztliche Zuständigkeit an die Gesundheitsämter in Schleswig bzw. Neumünster über.

5.4.3.2. Die Landesarbeitsanstalt Glückstadt

Zu den Anstalten, die systematisch nach "Erbkranken" durchforstet wurden, zählte auch das für Schleswig-Holstein zuständige Arbeitshaus, die "Landesarbeitsanstalt Glückstadt".

Arbeitshaushaft wurde schon im wilhelminischen Kaiserreich und in der Weimarer Republik für Bettler, Landstreicher, Prostituierte und Zuhälter als "korrektionelle Nachhaft" auf der gesetzlichen Grundlage des § 361 StGB verhängt. Seit 1934 stieg aber die durchschnittliche Höhe der Strafen, mit denen erstmals in ein Arbeitshaus Eingewiesene rechnen mußten, erheblich an. Lag die Haftdauer für Ersteingewiesene in den Jahren der Weimarer Republik bei knapp der Hälfte der Verurteilten noch unter einem halben Jahr, so galt dies seit 1934 nur noch für gut 12%. Fast die Hälfte der Ersteingewiesenen aber mußte zwischen eineinhalb und zwei Jahren im Arbeitshaus verbringen.[166] Auch die Belegungszahlen der Arbeitshäuser stiegen nach dem 30. Januar 1933 ganz erheblich. In der Glückstädter Landesarbeitsanstalt müssen wir vier Insassengruppen unterscheiden: neben dem Gros der "Korrigenden" und einigen wenigen Untersuchungsgefangenen bildeten "Trinker", "säumige Nährpflichtige"[167] und "Verwahrungsbedürftige" die dritte Verwahrtenkategorie. Der Doppelfunktion der Glückstädter Anstalt als Arbeitshaus und Landarmenanstalt entsprechend waren außerdem sogenannte "Landhilfsbedürftige" in der Anstalt interniert. Die Anzahl der Korrigenden versiebenfachte sich zwischen dem 31. März 1933 und dem 31. März 1937 von 32 auf 228, während sich die Zahl der "Trinker" und "säumigen Nährpflichtigen"

---

163 Vgl. StAItz Abt. 730, Nr. 738; 739 ("*Verzeichnis der Erbkranken* ")

164 Mündliche Auskunft von Frau Susanna Misgajski vom Landesarchiv in Schleswig.

165 Schon vor Kriegsbeginn wurde die Auflösung des Heimes beschlossen. Vgl. Manfred Schröder: *Kreisarchiv: Nach 1940 gab es kein Landesheim mehr.* "Keine Euthanasie-Morde in Heiligenstedten." In: NR vom 16.05.1989.

166 Vgl. die Zahlen für das Arbeitshaus Breitenau in: Wolfgang Ayaß: *Das Arbeitshaus Breitenau.* Bettler, Landstreicher, Prostituierte, Zuhälter und Fürsorgeempfänger in der Korrektions- und Landarmenanstalt Breitenau (1874-1949). Kassel 1992, S. 309.

167 "Säumige Nährpflichtige" sind Unterhaltspflichtige, also v.a. Familienväter, die dieser Pflicht nicht nachgekommen sind.

von 57 auf 138 mehr als verdoppelte. In etwa konstant blieb die Zahl der "Hilfsbedürftigen" mit im Jahresschnitt 66. Insgesamt war die Anstalt im Frühjahr 1937 mit 435 Personen belegt gegenüber 169 kurz nach der Machtergreifung.[168]

Ab 1934 wurde die Prüfung der "Erbgesundheit" Entlassungskriterium. Wer "erbkrank" war, konnte erst nach der Durchführung des entsprechenden Verfahrens vor dem "Erbgesundheitsgericht" entlassen werden. Von den mindestens 145 Zwangssterilisationen, die zwischen 1934 und 1941 im Städtischen Krankenhaus Glückstadt unter der Leitung von Dr. Robert Ramcke durchgeführt wurden, betrafen etwa zwei Drittel (95 Fälle) Arbeitshausinternierte. Obgleich die 146 Sterilisationsanzeigen aus der Glückstädter Anstalt beim Itzehoer Gesundheitsamt registriert und hier auch die Sterilisationsakten geführt wurden, hatte die Gesundheitsbehörde mit den Arbeitshausgefangenen kaum Berührung. Die Begutachtung der Internierten erfolgte durch den Oberarzt der Landesheilanstalt in Schleswig Dr. Krey und auch die Anträge an die "Erbgesundheitsgerichte" wurden direkt vom Direktor der Landesarbeitsanstalt Hampe gestellt.

---

[168] Vgl. Berichte des Provinzialverbandes Schleswig-Holstein 1932 bis 1938.

6. Die "Erbgesundheits"-Gerichtsbarkeit: Organisation und Beschlußpraxis

Die Entscheidung über die Unfruchtbarmachung hatte das NS-Regime der Justiz anvertraut, unter anderem deshalb, um in der Öffentlichkeit, bei den Betroffenen und gegenüber möglichen Kritikern aus dem Ausland nicht in den Verdacht der rechtlosen "Willkür" und des "Mißbrauchs" zu geraten.[169] Die Erbgesundheitsgerichte waren in beiden Instanzen mit einem Richter als Vorsitzendem und jeweils einem beamteten Arzt sowie einem weiteren frei praktizierenden Arzt, der mit der "Erbgesundheitslehre" besonders vertraut sein sollte, besetzt (§§ 6, 10 GzVeN). Da die Juristen Laien waren, was die medizinischen Aspekte der Entscheidung anbelangte, galten die Ärzte als die wahren Fachmänner. Beim Sterilisationsurteil handelte es sich infolgedessen um ein "medizinisches Urteil": "Faktisch", so Gisela Bock, wurde "eine seit dem 19. Jahrhundert eingeführte Trennung zwischen Schuld und Krankheit rückgängig gemacht."[170] Die Sterilisationsjustiz wurde der freiwilligen Gerichtsbarkeit zugewiesen, zum einen, um den Protest Betroffener gegen ihre Gleichsetzung mit Straftätern zu entkräften, zum anderen, da das Verfahren der freiwilligen Gerichtsbarkeit weit formloser war als das der Zivil- und Strafgerichtsbarkeit und den Richtern einen größeren Einfluß einräumte.

6.1. Die "Erbgesundheitsgerichte" Itzehoe und Altona als erste Instanz: das Verfahren

Wie schon eingangs erwähnt, fiel der Kreis Steinburg bis zum April 1937 in den Zuständigkeitsbereich des EG Altona, bevor in Itzehoe ein Landgericht eingerichtet wurde und damit das dortige Amtsgericht Sitz eines für den gesamten Landgerichtsbezirk zuständigen "Erbgesundheitsgerichts" wurde. Etwa die Hälfte der 756 Steinburger Sterilisationsbeschlüsse fällte das Altonaer Gericht - mindestens 381 (50,4%) - , danach gut 40% (295) das Itzehoer, während sich die verbleibenden 80 Entscheidungen auf die "Erbgesundheitsgerichte" in Kiel (35), Hamburg (18), Flensburg (6), Lübeck (1) und mehrere außerhalb Schleswig-Holsteins gelegene Gerichte verteilten.

Als Richter an den Sterilisationsgerichten fungierte eine Vielzahl von Juristen und Ärzten. Denn neben den offiziell vorgesehenen ein bis zwei Stellvertretern je Sitzungsteilnehmer finden wir unter den Beschlüssen über die Jahre weitere Namen. In

---

169 Eine aufschlußreiche kritische Einordnung der "Erbgesundheitsgerichtsbarkeit" liefert Bock (1986), S. 195-198.

170 Bock (1986), S. 197.

Altona amtierten neben den sieben öffentlich bekanntgegebenen Richtern[171] zwischen 1934 und 1937 noch mindestens sieben weitere. In Itzehoe waren im Laufe der Zeit mindestens elf Juristen und Ärzte mit "Erbgesundheitssachen" betraut[172], wobei ins Auge fällt, daß über elf Jahre nur ein approbierter, nicht-beamteter Arzt an den Beschlußfassungen teilnahm, und dies, ohne sich jemals vertreten zu lassen, während andernorts gerade die freien Ärzte eine hohe Fluktuation aufwiesen. Dr. Ernst Königsdorf ließ sich seine Tätigkeit im Dienste der Rassenhygiene möglicherweise besonders angelegen sein, denn er muß als der zentrale NS-Mediziner des Kreises Steinburg gelten. In Personalunion nahm er auf regionaler Ebene die zentralen gesundheitspolitischen Ämter wahr: er war Kreisleiter des Amtes für Volksgesundheit der NSDAP, seit März 1934 Führer des Sanitätssturmes der westholsteinischen SA-Brigade 15 im Range eines Sanitätsoberführers, Kreis- und Ortswalter des NSD-Ärztebundes und seit 1936 Itzehoer Ratsherr.[173] Des weiteren war er seit Oktober 1935 Mitglied im schleswig-holsteinischen Gau-Disziplinargericht des NSD-Ärztebundes, Mitglied des Vermögensausschusses der Pensionskasse[174] und 2. Beisitzer im Zulassungsausschuß bei der Verwaltungsstelle Schleswig-Holstein der Kassenärztlichen Vereinigung Deutschlands.[175]

Die Beschlußpraxis der Sterilisationsgerichte kann als eine "Massenabfertigung" betrachtet werden. "Es dauerte, nachdem die Kandidaten bis zu fünf Stunden im Vorzimmer gewartet hatten, zwischen drei und fünfzehn Minuten; zwischen 15 und 40 Fälle wurden in einer halbtägigen Sitzung verhandelt," beschreibt Gisela Bock die Verhandlungspraxis, wobei dies für die Jahre 1934 bis 1936 und hier für die vielbeschäftigten Gerichte in den Großstädten galt.[176] Aber noch im Jahre 1937, als das kleinstädtische Itzehoer Gericht seine Spruchtätigkeit aufnahm, standen pro Sitzungstag im Schnitt mehr als 10 Fälle an, bis zu maximal 13. Etwa alle zwei Wochen kamen die drei Richter zusammen. Auch in Itzehoe war für eine "Erbgesundheits"-Verhand-

---

171 Als richterliche Mitglieder: LGDirektor u. AGRat Dr. Begemann, Altona; als Stellvertreter AGDirektor Heinicke, Altona; als ärztliche Mitglieder die beamteten Ärzte Geh. Med. Rat Dr. Schwellnus, Altona; Med.-Rat Dr. Richter, Wandbek; Prof. Dr. Ziemke, Kiel und als approbierte Ärzte der Facharzt Dr. Hans Kreuzer, der Facharzt Dr. Ehlermann und der prakt. Arzt Dr. Witt, sämtliche in Altona (vgl. SHT vom 23.03.1934); in den Akten finden wir desweiteren die Juristen Dr. Frauen, Raasch und Harder, die beamteten Ärzte Dr. Trendtel, Altona, und Dr. Steinebach, später Pinneberg, und die freien Ärzte Dr. Kühl, Altona, und Dr. Wollmer; vgl. StAItz Abt. 730.

172 Als richterliche Mitglieder OAR Dr. Hugo Hinrichsen, AGR Friedrich Raloff und AGR Meyer; als ärztliche Mitglieder die beamteten Ärzte Dr. Edmund Steinebach, Dr. Hommelsheim (stellv.) und Dr. Wilhelm Schmedt (stellv.) und als approbierte Ärzte Dr. Ernst Königsdorf, Dr. Willi Erhardt (stellv.), Dr. Erich Nissen (stellv.), Dr. Hermann Schmidt (stellv.) und Dr. Konrad Brandes (stellv.).

173 Vgl. Einwohnerbuch (1936), S. 317, 319; Rudolf Irmisch: *Geschichte der Stadt Itzehoe*. Itzehoe 1960, S. 428; SHT vom 24.03.1934; GVOBl. Nr. 11/35.

174 Vgl. ÄHSH, Jg. 2, 19, 12.05.1935, S. 236.

175 Vgl. ÄHSH, Jg. 1, 27, 08.07.1934.

176 Vgl. Bock (1986), S. 258, auch Fn. 9.

lung maximal eine halbe Stunde vorgesehen[177], in vielen Fällen waren die Sitzungstermine in einer 15-Minuten-Folge[178] angesetzt.

Anhand von richterlichen Aktenmarginalien können wir aber davon ausgehen, daß der knapp bemessenen Sitzung ein Studium der Akte vorausging und das Gericht die Sitzung selbst in erster Linie dazu nutzte, sich "in eigener Wahrnehmung" einen persönlichen Eindruck von dem Betroffenen zu verschaffen und möglicherweise - dies in Fällen wegen "angeborenen Schwachsinns" - eine kurze eigene "Intelligenzprüfung" vorzunehmen. Der Urteilsfindung dienten dann neben dieser persönlichen "Kenntnis" des Betroffenen zumindest das in den Akten enthaltene, den Antrag begründende Gutachten des Amtsarztes, in vielen Fällen des weiteren Schulzeugnisse, Zeugnisse von Arbeitgebern und Lehrern, die "Sippentafel" des Betroffenen, Zeugenaussagen von Angehörigen, Nachbarn, Arbeitgebern, Strafregisterauszüge und unter Umständen fachärztliche Gutachten von Privat- oder Anstaltsärzten. Während über "Schwachsinnige" der Stab in den allermeisten Fällen auf der Grundlage der amtsärztlichen Begutachtung, zumal der Intelligenzprüfung, gebrochen wurde und fachärztliche Gutachten selten eingeholt wurden - wenn, dann meist erst in der zweiten Instanz -, basierte der Beschluß im Falle der psychiatrischen Diagnosen "Schizophrenie", "manisch-depressives Irresein", "Epilepsie", aber auch bei den seltener zur Verhandlung anstehenden Diagnosen körperlicher Krankheiten - "Blindheit", "Taubheit", "schwere körperliche Mißbildung" - auf fachärztlichen Gutachten schon in der ersten Instanz. In der Regel, aber durchaus nicht in jedem Fall, folgte das Gericht dem Fazit des fachärztlichen Gutachters.

Die Gerichte ordneten in den meisten Fällen die Sterilisation an, wobei aber die Relation von angeordneten zu abgelehnten Sterilisationen zum einen ganz entscheidend von der jeweiligen "Krankheits"-Diagnose abhängig war, zum anderen sich dieses Verhältnis auch in den elf Tätigkeitsjahren der Gerichte ganz erheblich wandelte. Schon zwischen 1934 und 1936 stieg der Anteil der Ablehnungen an allen Entscheidungen reichsweit von 7 % auf 15 % an.[179] Da die Itzehoer Gesundheitsamts-Registraturen keine durchgehenden Angaben über die Gerichtsbeschlüsse enthalten, kann für die Jahre 1934 bis 1936 im Kreis Steinburg nur indirekt über die später durchgeführten Operationen auf die Zahl der anordnenden Entscheide geschlossen werden.[180] Während 1934 nur 2,3 % der Anträge zurückgewiesen wurden, lehnte das Altonaer Gericht 1936 mehr als 11 % der Anträge ab. Das Itzehoer Sterilisationsgericht sprach sich im Schnitt der Jahre 1937 bis 1944 in beinahe jedem vierten Fall (23,6%) gegen eine Unfruchtbarmachung aus.

---

[177] Vgl. z.B. den 11.11.1937 mit Terminen um 14.00, 14.30 und 15.00 Uhr; StAItz Abt. 730, Nr. 203, 296, 546.

[178] Vgl. z.B. den 01.09.1938, an dem die Kammer in der Glückstädter Landesarbeitsanstalt Termine für 15.45, 16.00 und 16.15 Uhr angesetzt hatte; StAItz Abt. 730, Nr. 330, 403, 550.

[179] Vgl. Bock (1986), S. 233.

[180] In den ersten drei Jahren des Sterilisationsprogramms können die Unsicherheitsfaktoren, mit denen diese Schätzung behaftet ist - d.h. die Zahl der möglichen Faktoren, die zur Unterlassung der Operation führten - noch als relativ gering gewertet werden.

Einen ganz erheblichen Unterschied machte es, welche ärztliche Diagnose zum Antrag geführt hatte. Während die Sozialdiagnosen "schwerer Alkoholismus" und "angeborener Schwachsinn" in über 80% der Fälle zur Anordnung führten, ebenso 76,7% der "Schizophrenen" operiert werden sollten, sah das Gericht bei "Epileptikern" (64,5%) und den körperlichen Behinderungen "erbliche Blindheit", "erbliche Taubheit" und "schweren körperlichen Mißbildungen" (insgesamt 65,6 %) in einem Drittel der Fälle von einer Unfruchtbarmachung ab. Relativ zurückhaltend verfuhr die Justiz mit den an "manisch-depressivem Irresein" erkrankten Personen: nur in einem Drittel der Fälle (33,3 %) hielt man die Probanden für *nicht* fortpflanzungswürdig.

6.2. Die "Erbgesundheits"-Rechtsprechung

Eine eingehende Analyse der richterlichen Beschlußpraxis soll nicht in erster Linie anhand der erstinstanzlichen Verfahren, sondern am Beispiel der Beschwerdeinstanz vorgenommen werden, und zwar aus folgendem Grunde. Die schriftlichen Beschlüsse der Eingangsinstanz und ihre Begründungen waren in den allermeisten Fällen in einem derartigen Maße standardisiert, daß sie in vielen Fällen außer der Erwähnung des gesetzlichen Sterilisationsgrundes nur schematisch feststellten, daß die geforderten Tatbestandsmerkmale erfüllt waren, so daß ihre inhaltlichen Aussagen zu den Beschlußgründen häufig gleich null waren und auch die begründenden Passagen nur formal bestätigten: die Entscheidung ist rechtmäßig ergangen. So griff das Altonaer Gericht[181] dann auch konsequenterweise auf Formblätter zurück, die von Fall zu Fall durch eine längere handschriftliche Begründung ergänzt wurden.[182] Das Itzehoer Gericht benutzte seltener Formblätter, faßte aber dennoch seine maschinenschriftlichen Beschlüsse überwiegend entsprechend schablonenhaft ab. Aus diesen Gründen sind die erstinstanzlichen Entscheidungen wenig ergiebig, wenn wir die richterlichen Entscheidungsprozesse transparent machen wollen und eine Antwort auf die Frage suchen, welche persönlichen, zumal biographischen Merkmale des "Erbkrankverdächtigen" zu welchen Gerichtsbeschlüssen führten. Da die Beschlußbegründungen der Beschwerdeinstanz weniger standardisiert, ausführlicher und damit in der genannten Hinsicht aufschlußreicher sind, sollen zur Durchleuchtung der juristischen Argumentationsstrukturen die Dokumente des EOG Kiel herangezogen werden. Soweit die erstinstanzlichen Beschlüsse Eigenheiten in der "Rechtsprechung" der Eingangsgerichte erkennen lassen, sollen diese hervorgehoben werden. Die quantitative Dimension des Beschwerdewesens und insbesondere die Argumente der Beschwerdeführer werden in einem anschließenden Kapitel untersucht.

---

181 Für das EG Altona liegen uns keine Zahlen der jährlichen Verfahren vor. Aus den jeweils höchsten Aktenzeichen der Jahre 1934 bis 1936, die auf Steinburger Bürger fielen, können wir jedoch für alle Jahre mit jeweils mehr als 800 Anträgen pro Jahr rechnen: XIII 864/34 (22.12. 1934); XIII 780/35 (30.11.1935); XIII 767/36 (09.11.1936).

182 So auch Rothmaler: "Das EGG Hamburg legte größeren Wert auf ausführliche Begründungen, während das EGG Altona den Prozeß eher anonymisierte." (Rothmaler (1991), S. 134)

Das EOG Kiel trat schon im ersten Geltungsjahr des GzVeN insofern durch ein auffallendes Engagement hervor, als seine Beschlüsse in weit überdurchschnittlichem Maße in der Fachzeitschrift "Juristische Wochenschrift" Berücksichtigung fanden. In der "JW" wurden besonders in den ersten drei Jahren nach Inkrafttreten des Sterilisationsgesetzes über 400 sogenannte Richtlinienentscheidungen zum GzVeN vollständig oder in ihren wesentlichen Auszügen bzw. mit ihrer Kernaussage abgedruckt.[183] Die publizierten Entscheidungen verteilten sich auf 24 der 32 bestehenden Obergerichte. Dennoch entsprang beinahe ein Drittel der in den Jahren 1934 bis 1936 abgedruckten Beschlüsse der Spruchtätigkeit des Kieler Gerichts; 1934 stammte sogar mehr als die Hälfte der Entscheidungen vom nördlichsten "Erbgesundheitsobergericht".[184] Messen wir den Einfluß des jeweiligen Gerichts an dem aufgezeigten Maßstab, so hat nach dem Berliner EOG kein anderes Sterilisationsobergericht die Rechtsprechung zum GzVeN in dem Maße geprägt wie das Kieler.

Diese Exponiertheit der Kieler Erbgesundheitsrichter geht auf den Kammervorsitzenden Dr. Martin Grunau zurück, den Gisela Bock als "alten Nationalsozialisten" charakterisierte.[185] Grunau, Jahrgang 1882, wurde zum 01. Januar 1937 als Richter an das Berliner Kammergericht berufen.[186]

Um die Rechtsprechung des Kieler Gerichts zu analysieren, stehen neben den 117 Richtlinienentscheidungen etwa 70 zweitinstanzliche Beschlüsse zu Beschwerden aus dem Kreis Steinburg zur Verfügung. Eine Beurteilung dieser richterlichen Tätigkeit steht auch dem juristisch nur bedingt geschulten Laien zu, da es sich beim GzVeN um eine "im juristischen Sinne [...] doch weit leichter zu übersehende Sondermaterie" handelte, die an manchen Gerichten gerade Richtern überlassen wurde, die "höheren Anforderungen nicht gewachsen" waren.[187]

---

183 Vgl. JW 1934 I + II; 1935 I - III; 1936 I; neben der JW brachte nur die AkadZ. fortlaufend wichtige Entscheidungen der EG und EOG; vgl. Martin Grunau: *Fünf Jahre Erbgesundheitsgerichtsbarkeit*, S. 468. In: JW 1939, S. 467-473.

184 Der Anteil der Kieler Beschlüsse betrug 1934 53,1% (26 von 49), 1935 21,2% (68 von 321) und 1936 immerhin noch 9,7% (3 von 31).

185 So ohne weitere Quellenangabe Bock (1986), S. 241.

186 Vgl. *Personalverzeichnis des höheren Justizdienstes*. Ein alphabetisches Verzeichnis der planmäßigen Beamten des höheren Justizdienstes mit Angaben über ihre Dienstlaufbahn. Bearbeitet im Büro des Reichsjustizministeriums. Berlin 1938, S. 82; Kalender (1940), S. 51, 568.

187 So die Einschätzung des Bielefelder Landgerichtspräsidenten, in: Jürgen Simon: *Die Erbsundheitsgerichtsbarkeit im OLG-Bezirk Hamm*. Rechtsprechung zwischen juristischen Vorgaben und ideologischen Anforderungen, S. 151. In: Justiz und Nationalsozialismus. Hrsg. vom Justizministerium des Landes NRW (= Juristische Zeitgeschichte, Bd. 1), Düsseldorf 1993, S. 131-167.

6.2.1. "Angeborener Schwachsinn" und "schwerer Alkoholismus

Im folgenden soll vor allem die Rechtsprechung zu den Diagnosen "angeborener Schwachsinn" und "schwerer Alkoholismus" eingehender dargestellt werden, da der Bekämpfung dieser beiden "Krankheiten" im Rahmen der Sterilisationspolitik Priorität zukam.[188]

6.2.1.1. Der "angeborene Schwachsinn"

Die Beschlüsse zum "angeborenen Schwachsinn" bildeten in der "Erbgesundheitsrechtsprechung" reichsweit und so auch in Altona, Itzehoe und Kiel mit gut zwei Dritteln das Gros der Entscheidungen. Die juristische Subsumtion, die Unterordnung des Sachverhalts unter die Gesetzesnorm, sah wie folgt aus. Nacheinander wurde geprüft, ob ein "erheblicher Intelligenzdefekt" vorlag, ob die Familienanamnese die Angeborenheit des Schwachsinns stützte und ob eine sogenannte "Lebensbewährung" des Betroffenen *nicht* stattgefunden hatte. Sahen die Richter schon auf einer der ersten Stufen den Schwachsinnsverdacht hinreichend bestätigt, dann waren die folgenden Kriterien grundsätzlich, das heißt von Ausnahmen abgesehen, unerheblich.

Schwachsinn wurde "ohne weiteres bei völligem intelligenzmäßigem Versagen" angenommen.[189] Der Besuch der Hilfsschule durch den Betroffenen und seine nahen Verwandten rechtfertigte nicht "ohne weiteres" die Annahme von Schwachsinn.[190] Um allerdings heute die damalige richterliche Bewertung des Hilfsschulbesuchs richtig einzustufen, ist zu berücksichtigen, daß der von der vorliegenden Entscheidung betroffene 15jährige Schüler schon "zu den besten Schülern der Klasse" gehört hatte. Bei der Überprüfung von 52 letztendlich sterilisierten Itzehoer Hilfsschülern, deren schulische Beurteilung in der Mehrzahl bekannt ist, ließ sich andererseits keine eindeutige Korrelation zwischen Schulnoten und dem anordnenden Gerichtsbeschluß feststellen. Zwar war ein Drittel dieser früheren Hilfsschüler entweder wegen "Bildungsunfähigkeit" ausgeschult worden, hatte das Ziel der Hilfsschule nicht erreicht oder wies, was dem vermutlich entsprach, in einem der Hauptfächer ungenügende Noten auf. Dennoch wurde die Sterilisation auch bei Hilfsschülern angeordnet, die das Schulziel "gut erreicht" hatten. Der "Schwachsinns"-Begriff der Hilfsschulpädagogen war demnach wesentlich enger als der der Sterilisationsrichter. Auf der anderen Seite konnten Entmündigte nicht per se unfruchtbar gemacht werden, da das Kieler Gericht zwischen der "Geistesschwäche des BGB und der des Unfr.G." unterschied.[191]

---

[188]   Vgl. Rothmaler (1991), S. 172 f.

[189]   JW 1935 II, S. 2498, Nr. 18 (EOG Kiel, Beschl. v. 15.05.1935, Wg 62/35).

[190]   JW 1935 III, S. 2740, Nr. 33 (EOG Kiel, Beschl. v. 27.04.1935, Wg 79/35).

[191]   JW 1935 I, S. 710, Nr. 6 (EOG Kiel, Beschl. v. 09.01.1935, WErb 105/34); "Unfr.G." steht für "Unfruchtbarmachungs-Gesetz": eine der zeitgenössischen Bezeichnungen für das GzVeN.

Handelte es sich allerdings "intelligenzmäßig" um einen "Grenzfall" zwischen Schwachsinn und der sog. "Dummheit"[192], dann mußte in die Prüfung der familiären Vorgeschichte eingestiegen werden.[193] Wenn in der Familie "schwere Schwachsinnsveranlagung festgestellt" war, kam es auf eine mögliche Bewährung im Leben nicht mehr an.[194] Im zugrunde liegenden Fall - das Gericht begnügte sich hinsichtlich der Familienüberprüfung mit den Aussagen von "Zeugen" - machte ein Bruder "den Eindruck eines Imbezillen, wenn nicht gar Idioten." Ein weiterer Bruder sei "vollkommen idiotisch" gewesen, habe nur "gelallt" und an Veitstanz gelitten. Aber schon *eine* "schwachsinnige Schwester" konnte eine Lebensbewährung hinfällig werden lassen.[195] Keinen Einfluß auf die Entscheidung hatte es - dies erscheint im Kontext der *Familien*-Anamnese selbstverständlich, wird vom Kieler Gericht aber ausdrücklich betont -, wenn auch der Ehepartner ein "Grenzfall" war.[196] Während also an sich die Diagnose des Schwachsinns nicht des Nachweises der "Erblichkeit" bedurfte, da der Gesetzgeber wohlweislich nur den "angeborenen" Intelligenzmangel, also dessen pränatale Existenz verlangte, füllte man bei zweifelhafter Diagnose diese Lücke durch eine vorgeblich familiäre Belastung.

Wenn nun weder der Intelligenzdefekt erheblich war noch Belastungen im Verwandtenkreis zutage getreten waren, wurde geprüft, ob sich der Proband im Leben "bewährt" hatte. Die Frage nach der "Lebensbewährung" berücksichtigte sowohl die Leistungen im gesellschaftlichen Produktionsprozeß als auch das sittlich-moralische Allgemeinverhalten. Wer sich "wegen seines ganzen Wesens [...] nicht selbst ernähren" konnte, galt als schwachsinnig, ohne Rücksicht auf die Ursachen dieser "Unfähigkeit": dem 24jährigen "Landarmen" Paul Sch., einem Volksschüler mit durchschnittlichen Leistungen, uneheliches Kind eines "unverehelichten Kontrollmädchens"[197], seit seinem ersten Lebensjahr in verschiedenen Pflegestellen, Fürsorgeheimen und der Landesheilanstalt Schleswig aufgewachsen, prognostizierte die Heilanstalt, daß "geistige Inferiorität und körperliche Erkrankungen" ihn nicht "zu nutzbringender Beschäftigung kommen" lassen würden. Das Gericht übernahm diese Einschätzung und urteilte entsprechend. Eine den Schwachsinn ausschließende Lebensbewährung lag auch dann nicht vor, "wenn der Erbkranke nur ganz primitive Arbeit verrichten kann und infolge Mangels an Initiative zumeist keine Arbeit hat."[198] Im Einzelfall genügte jedoch noch nicht einmal die selbständige Ausübung eines Handwerks, um dem Verdikt "Schwachsinn" zu entgehen, nämlich dann, wenn der Betreffende nach Ansicht des Gerichts "kein für die Gemeinschaft nützliches Leben führt, sondern sich

---

192   Häufig wird von "landläufiger Dummheit" gesprochen; vgl. StAItz Abt. 730, Nr. 361.

193   Vgl. JW 1935 I, S. 711, Nr. 7 (EOG Kiel, Beschl. v. 09.01.1935, WErb 95/34); JW 35 III, S. 3475, Nr. 35 (EOG Kiel, Beschl. v. 02.10.1935, Wg 219/35).

194   JW 1936 I, S. 266, Nr. 37 (EOG Kiel, Beschl. v. 23.10.1935, Wg 225/35); JW 1935 III, S. 3473, Nr. 31 (EOG Kiel, Beschl. v. 23.10.1935, Wg 228/35).

195   Vgl. JW 35 III, S. 3474, Nr. 33 (EOG Kiel, Beschl. v. 28.09.1935, Wg 161/35).

196   Vgl. JW 35 I, S. 367, Nr. 1 (EOG Kiel, Beschl. v. 07.12.1934, WErb 72/34).

197   Kontrollmädchen = Prostituierte.

198   JW 1935 III, S. 3474, Nr. 34 (EOG Kiel, Beschl. v. 02.10.1935, Wg 218/35); vgl. auch JW 1935 III, S. 3473, Nr. 32 (EOG Kiel, Beschl. v. 23.10.1935, Wg 200/35).

von jeder Gemeinschaft absondert."[199] Verhandelt wurde gegen einen 27jährigen Bürstenmacher, dessen Intelligenzprüfungen "ein recht widersprechendes Ergebnis" präsentiert hatten. Der junge Mann war seit etwa einem Jahr selbständig. Alle vier Wochen fuhr er nach Hamburg, kaufte die Materialien für sein Handwerk ein und verarbeitete sie. Selbst das Gericht gestand ein, daß er alles, was mit seinem Beruf zusammenhing, verstand und auch erklären konnte. Auch seine Kunden brachten ihm Vertrauen entgegen. Der wöchentliche Verdienst, der ebenfalls als Maßstab für die Bewährung im Leben herangezogen wurde, lag mit 20,- RM erheblich über den Einkünften der Landarbeiter und Hausgehilfinnen, die das Gros der Sterilisationsopfer bildeten. Das EOG unter dem Vorsitz von Dr. Grunau urteilte jedoch: "Von Bewährung im Leben kann man da nicht sprechen, wo sich alle Tätigkeit nur auf die Sorge für die eigene Person beschränkt, es müssen vielmehr die Grenzen für die soziale Tüchtigkeit weitergezogen werden und es muß diese soziale Tüchtigkeit dann verneint werden, wenn der Unfruchtbarzumachende sich von der Gemeinschaft fast vollständig ausschließt und autistisch ein Sonderleben führt."

Schon dieses Beispiel berührt am Rande den Komplex des sogenannten "moralischen Schwachsinns". Der Begriff wurde Mitte des 19. Jahrhunderts geprägt und war seitdem eine zentrale psychiatrisch-rassenhygienische Kategorie. Sie umfaßte einen großen Teil der "Psychopathen" und betraf hauptsächlich Kleinkriminelle, Fürsorgezöglinge, Prostituierte, uneheliche Mütter, Vagabunden und Menschen mit sexuellen Abweichungen.[200] Formell kannte das Sterilisationsgesetz den Begriff nicht, allerdings wurde schon im Gesetzes-Kommentar von Gütt, Rüdin und Ruttke darauf hingewiesen, daß "nicht bloß auf die intellektuellen Fehlleistungen zu achten" sei, sondern "auch auf die Gefühls- und Willenssphäre sowie die Entwicklung der ethischen Begriffe und Regungen"[201]. Die Gerichte griffen in regional unterschiedlichem Maße immer wieder auf diese Diagnose zurück; viele "Erbgesundheitsgerichte" lehnten eine derartige Ausweitung des Schwachsinns-Begriffs aber auch gänzlich ab. Das Hamburger EG ist bekannt dafür, daß es den Begriff als Diagnose übernahm und ihn mit entscheidenden Inhalten belegte.[202]

Das Kieler EOG offenbarte in diesem Punkt eine durchaus widersprüchliche Spruchtätigkeit. Im Falle des 31jährigen "Zigeunermischlings" Kurt W., der mehrfach vorbestraft und zeitweilig "Morphinist" war, "in wilder Ehe mit einer Zigeunerin" lebte, mit der er mehrere "rassefremde Mischlinge in die Welt" gesetzt hatte, orientierte sich das Gericht streng am Gesetzeswortlaut und verwarf eine Unfruchtbarmachung wegen moralischen Schwachsinns, da bei ihm keinerlei intelligenzmäßiger Defekt auszumachen sei.[203] Ebenso sollten "Asoziale und Kriminelle" nur dann unter das Gesetz fallen, wenn auch "ein offenbarer intellektueller Schwachsinn" vorlag.[204] Noch 1939 betonte Grunau ausdrücklich, daß es nicht angehe, "zur Bekämpfung der Asozialen

---

199 JW 1935 III, S. 3475, Nr. 36 (EOG Kiel, Beschl. v. 02.10.1935, Wg 222/35).
200 Vgl. Bock (1986), S. 321.
201 Gütt u.a. (1934), S. 91.
202 Vgl. Rothmaler (1991), S. 71.
203 JW 1935 II, S. 2143, Nr. 24 (EOG Kiel, Beschl. v. 03.07.1935, Wg 134/35).
204 JW 1935 II, S. 2143, Nr. 26 (EOG Kiel, Beschl. v. 14.02.1935, WErb 79/34).

und Antisozialen eine ad hoc geschaffene Auslegung des Begriffs Schwachsinn zu verwenden."[205] Andererseits hatten die Kieler Richter schon im Sommer 1935 demonstriert, wie ein offensichtlich durchschnittlich begabter, aber delinquenter Mensch unter die Schwachsinns-Definition subsumiert werden konnte. Der 25jährige A. hatte zunächst das Gymnasium besucht, war dort gescheitert und in die Volksschule versetzt worden. Seit seinem 20. Lebensjahr war er dreizehnmal abgeurteilt, in der Mehrzahl wegen Betrügereien, und schon im April 1932 entmündigt worden. Da die mit ihm durchgeführte Intelligenzprüfung "nennenswerte Defekte nicht ergeben" hatte, füllte das Gericht den Begriff "Schwachsinn" anderweitig: "Aber auch in intellektueller Beziehung ist er in einem zwar leichten, aber doch in das Krankhafte hineinreichenden Grade defekt. Das kommt dadurch zum Ausdruck, daß ihm Konzentrationsfähigkeit, das Interesse an dem Lernstoff und der Antrieb zum Lernen fehlen."[206] Wenngleich die "JW" diese Entscheidung als beispielhafte in ihre Publikation übernahm, kann doch unzweifelhaft konstatiert werden, daß der Beschluß einen "Psychopathen" traf, dessen Unfruchtbarmachung das GzVeN nicht vorsah, auch wenn die Mehrzahl der deutschen Eugeniker eine entsprechende Ausweitung der Norm befürwortete. So weitgehend das Sterilisationsgesetz auch formuliert war, deckte es diese Entscheidung doch nicht mehr, die damit als ein Fall von Rechtsbeugung eingestuft werden kann.

Auch in den Fällen, in denen das Gericht den Beschluß nicht vollständig auf dem Konstrukt "moralischer Schwachsinn" aufbaute, sondern in denen die Gutachter intellektuelle "Ausfälle" beoachtet hatten, war das Kriterium "Lebensbewährung" die Einbruchstelle für sittlich-moralische Werturteile. In Zweifelsfällen konnte Schwachsinn angenommen werden, wenn "bei dem Unfruchtbarzumachenden noch weitere Konstitutionsfehler festgestellt wurden, namentlich solche hinsichtlich der sozialen und moralischen Einstellung."[207] Diese rechtlich beachtlichen "Konstitutionsfehler" differierten geschlechtsspezifisch: Frauen wurden andere Abweichungen vorgeworfen als Männern. Dominierten bei den erfaßten Männern Straftaten[208], so sind es bei Frauen sexuelle oder hygienische Devianzen. Über die 29jährige Emma S., eine frühere Hilfsschülerin, die ihre Lehrer zu den besten Schülerinnen gezählt hatten, urteilten die Richter: "Sie hat sich wahllos allen Vergnügungen hingegeben, hat trotz der schlechten Erfahrungen, die sie gemacht hat, immer wieder Geschlechtsverkehr gesucht und gefunden und ist, selbst nachdem sie entmündigt worden war, ohne Wissen ihrer Mutter nach H. in zweifelhafte Verhältnisse gegangen. Unter diesen Umständen kann auch nicht angenommen werden, daß sie künftig mit dem Leben fertig werden wird."[209] Auch "hochgradige Unsauberkeit" konnte bei Frauen "den Schwachsinn beweisen."[210]

---

205 Grunau (1939), S. 470.
206 JW 1935 III, S. 2743, Nr. 39 (EOG Kiel, Beschl. v. 24.07.1935, Wg 76/35).
207 JW 1935 I, S. 219, Nr. 7 (EOG Kiel, Beschl. v. 16.11.1934, WErb 64/34).
208 Vgl. JW 1935 III, S. 2743, Nr. 40 (EOG Kiel, Beschl. v. 15.05.1935, Wg 95/35).
209 JW 1935 III, S. 2741, Nr. 35 (EOG Kiel, Beschl. v. 18.05.1935, Wg 67/35).
210 JW 1935 II, S. 2143, Nr. 25 (EOG Kiel, Beschl. v. 03.07.1935, Wg 143/35).

Als eine geschlechtsspezifische Ungleichbehandlung kann des weiteren notiert werden, daß das Gericht die "Fähigkeit zur Haushaltsführung" für die Annahme einer Lebensbewährung nicht hinreichen ließ.[211]

Eine für die Betroffenen im Endeffekt positive Kehrseite dieser sozialdiagnostischen Beschlußpraxis bestand darin, daß Grenzfälle zwischen Schwachsinn und Dummheit zur Ablehnung des Sterilisationsantrages führen konnten, "wenn der Unfruchtbarzumachende sozial und moralisch vollwertig ist und sich im praktischen Leben bewährt hat."[212] So konnten "besondere praktische Intelligenz, wertvolle Lebensführung und der Gesamteindruck der Persönlichkeit" selbst "erhebliches Versagen auf verstandesmäßigem Gebiet" ausgleichen.[213] Bei dem früheren Itzehoer Hilfsschüler Wilhelm E. war die Intelligenzprüfung "recht schwach ausgefallen", so "daß das Erbgesundheitsobergericht bei gleichen verstandesmäßigen Leistungen sonst ohne weiteres die Unfruchtbarmachung wegen angeborenen Schwachsinns" ausgesprochen hätte. Dennoch entging er der Sterilisation, weil das Gericht ihn als "treu, ehrlich und zuverlässig" charakterisierte und der Ansicht war, daß "die Ausfälle, welche E. auf vielen Verstandesgebieten gezeigt hat, [...] durch Sonderleistungen in seinem besonderen Arbeitsgebiete ersetzt" würden.[214]

Der Umstand, daß das Gericht selbst in einem Fall von "Sodomie" - der Betroffene hatte mit einem Tier sexuell verkehrt - die Unfruchtbarmachung ablehnte, weil der Mann "im allgemeinen Lebenswissen ganz gute Ergebnisse aufzuweisen hatte",[215] offenbart aber, daß das Kieler EOG tendenziell den "moralischen Schwachsinn" nicht zu einer eigenständigen Diagnose aufbaute, wie dies das Hamburger Gericht tat. Dennoch zeigen auch die schleswig-holsteinischen Entscheidungen zum § 1 Abs. 1 Nr. 1 GzVeN, daß die Gruppe der unter das Gesetz fallenden Menschen relativ beliebig bestimmt werden konnte. Wer erst einmal zur Unfruchtbarmachung wegen "angeborenen Schwachsinns" beim "Erbgesundheitsgericht" gemeldet war, wurde auch in über 80% der Fälle sterilisiert.[216]

6.2.1.2. Der "schwere Alkoholismus"

Mit der Diagnose des Alkoholismus trat zum ersten Mal eine soziologische Bezeichnung als eine Form des krankhaften Erbtypus auf, nämlich die des "Asozialen".[217] Unerwünscht war "nicht der Anhänger der Trinksitten, auch nicht der Rausch, das vorübergehende, notorisch unmäßige Trinken, wie es in bestimmten Berufen oder Lebens-

---

211 StAItz Abt. 730, Nr. 28.

212 JW 1935 I, S. 300, Nr. 1 (EOG Kiel, Beschl. v. 16.11.1934, WErb 67/34).

213 JW 1935 III, 2742, Nr. 36 (EOG Kiel, Beschl. v. 05.06.1935, Wg 112/35).

214 StAItz Abt. 730, Nr. 167.

215 Vgl. StAItz Abt. 730, Nr. 482.

216 Dies traf auf 427 von 530 Steinburger Betroffene zu.

217 Vgl. Fenner (1990), S. 86.

lagen vorkommen kann, [...] sondern der eingefleischte chronische Alkoholist."[218] Als Indizien, die auf einen derartigen Grad von Alkoholismus hindeuteten, galten die Entmündigung, das Vertrinken von Lohn und Unterstützungsgeldern, die Gefährdung und Mißhandlung anderer Personen im Rausch oder das "Korsakow Syndrom"[219], ein psychischer Folgezustand des "Delirium tremens".[220]

In der juristischen Praxis konnten die Anforderungen, die an Intensität und Dauer des Alkoholismus gestellt wurden, sehr gering sein. "Nach verschiedenen eingeholten Auskünften ist er mindestens einmal in jeder Woche sinnlos betrunken, so daß er von seinen Zechgenossen nach Hause gebracht werden muß", heißt es über einen 53jährigen Bewohner des Lockstedter Lagers.[221] Der 37jährige Besitzer einer Bautischlerei, der "fast nur Bier und auch dieses nur in geringen Mengen" trank, wurde sterilisiert, da er "seit etwa ein oder zwei Jahren [...] dem Alkohol verfallen" sei.[222]

Die Umsetzung von Lohngeldern in Alkohol wurde zur Beschlußbegründung auch dann herangezogen, wenn der Betreffende keine Familie zu versorgen hatte, nicht der Fürsorge zur Last fiel und das Kostgeld für die Mutter, bei der er wohnte, stets ablieferte.[223]

Ein entscheidendes Kriterium konnte ganz offensichtlich sein, daß der Betreffende ins Arbeitshaus eingeliefert worden war, hier insbesondere in die Abteilung für Trinker. Denn 95% der tatsächlich wegen Alkoholismus sterilisierten Menschen waren als Insassen der Landesarbeitsanstalt Glückstadt den "Erbgesundheits"-Verfahren ausgesetzt gewesen.[224] Dies mag auch erklären, warum ein "Alkoholiker", war seine Unfruchtbarmachung erst einmal beantragt, quasi keine Chance mehr hatte, ihr zu entgehen: über 95% wurden antragsgemäß operiert.

Eine zentrale Begründung für die Sterilisation männlicher Alkoholiker war der "'Schutz' für Frauen" gegen Vergewaltigung und Mißhandlung.[225] So war schon die Ehe eines Altonaer Arbeiters, der in der Glückstädter Landesarbeitsanstalt einsaß, "aus Alleinverschulden des P." geschieden, "weil er seine Frau mißhandelt hatte."[226] Natürlich gab es auch den umgekehrten Fall der 39jährigen Prostituierten, die ihren wesentlich älteren Mann in zweiter Ehe "während der kurzen Zeit des Zusammenlebens in schlimmer Weise" behandelt hatte.[227]

Der "Konstitutionsmangel", den das Kieler EOG ausdrücklich verlangte, meinte entgegen der gängigen Begriffsbedeutung nicht nur eine körperlich-geistige Schwäche

---

218 Gütt u.a. (1934), S. 127.
219 Kennzeichen sind eine gleichgültige Stimmungslage, erheblich gestörte Orientierung, Minderung der Anpassungsfähigkeit, Auffassungserschwerung durch Verlust der sensorischen Frische, Initiativlosigkeit und rasche Ermüdbarkeit, vgl. Pschyrembel (1972), S. 649.
220 Vgl. Fenner (1990), S. 93 ff.
221 StAItz Abt. 730, Nr. 386 (EG Altona, Beschl. v. 26.09.1934, XIII 245/34).
222 JW 1935 III, S. 3116, Nr. 32 (EOG Kiel, Beschl. v. 31.08.1935, Wg 181/35).
223 Vgl. StAItz Abt. 730, Nr. 386 (EG Altona, Beschl. v. 26.09.1934, XIII 245/34).
224 Im Kreis Steinburg 40 von 42; vgl. StAItz Abt. 730, Nr. 738; 739.
225 Bock (1986), S. 395.
226 StAItz Abt. 730, Nr. 658 (EOG Kiel, Beschl. v. 18.01.1939, Wg. 208/38).
227 StAItz Abt. 730, Nr. 413 (EOG Kiel, Beschl. v. 18.01.1939, Wg. 209/38).

des Betroffenen, sondern sollte "auch aus der Geschichte seiner Familie folgen" können.[228] Obgleich die Diagnose "schwerer Alkoholismus" explizit nicht den Nachweis der "Erblichkeit" verlangte, wurde einerseits die Familiensituation eingehend zur Beschlußfindung herangezogen; andererseits sollte der chronische Alkoholismus an sich schon nur aus einer erblichen Veranlagung resultieren können, die wiederum den Alkoholismus als "schweren" qualifizierte - ein klassischer Zirkelschluß. Als erbliche Belastung galt jegliches abweichende Verhalten innerhalb der näheren Verwandtschaft. "Aber andererseits besteht eine starke erbliche Belastung. P. entstammt einer offensichtlich asozialen Familie," urteilte das Kieler EOG am 18. Januar 1939: "Der Vater P. ist mehrfach wegen Diebstahls bestraft. Ein Bruder ist Trinker, eine Schwester war in Fürsorgeerziehung. Sie hatte viele Diebstähle begangen und sich der Gewerbsunzucht hingegeben. Eine andere Schwester stand schon als Schülerin unter Diebstahlsverdacht."[229]

Hinsichtlich der Diagnose des "schweren Alkoholismus" wich die erstinstanzliche Rechtsprechung, sowohl in Altona als auch später in Itzehoe, insofern von der Beschwerdeinstanz ab, als die Eingangsinstanz von einem engeren Begriff der "krankhaften Erbanlage" ausging, der dennoch recht willkürlich mit Inhalten gefüllt wurde. Paul D., Jahrgang 1893, war seit einer Kriegsverletzung bis 1921 Morphinist gewesen, bevor er um 1924 mit dem Trinken begonnen hatte und im Sommer 1935 Deliriums-Zustände zeigte. Der Altonaer vorsitzende EG-Richter stufte den Alkoholismus als Folge der Morphiumbehandlung ein, befürwortete aber eine zeitweilige Klinikunterbringung und meinte, daß, sollte der Mann danach erneut rückfällig werden, "dann wohl auf eine erbliche Veranlagung geschlossen werden" könnte. Die Beschwerdeinstanz ordnete seine Sterilisation an.

Der entscheidende Unterschied zwischen der Kieler und der Itzehoer Beschlußpraxis in Sachen "schwerer Alkoholismus" scheint daraus zu resultieren, daß das Itzehoer Gericht bei der erforderlichen Feststellung eines beginnenden "geistigen Siechtums" oder einer "Demenz"[230] in seiner Betrachtung der Betroffenen eher dem "gesunden Menschenverstand" folgte und nach gesundheitlichen Defekten suchte, während das Kieler Gericht seine anordnenden Beschlüsse an einem vermeintlich "asozialen" Lebenswandel festmachte. "Nach diesen Feststellungen ist als erwiesen anzusehen, daß die Frau H. dem Alkoholgenuß stark ergeben ist," stellte das Itzehoer Gericht am 27. Oktober 1938 fest und urteilte dann erstaunlicherweise über die 38jährige Prostituierte: "Das Gericht hat sich aber nicht davon überzeugen können, daß es sich um einen schweren, auf krankhafter Erbanlage beruhenden Alkoholismus handelt, denn die Frau H. gab bei ihrer Vernehmung das Bild eines durchaus gesunden, durch keinerlei Entartungserscheinungen gestörten Menschen."[231] Prompt erhob der für die Glückstädter Landesarbeitsanstalt gutachtende Schleswiger Arzt Dr. Krey seinerseits Beschwerde und begründete diese bissig mit einem Hieb gegen das Itzehoer EG: "Die längere Beobachtung in der Anstalt ergibt keineswegs das Bild eines 'durchaus gesun-

---

228 JW 1935 III, S. 3116, Nr. 32 (EOG Kiel, Beschl. v. 31.08.1935, Wg 181/35).
229 StAItz Abt. 730, Nr. 658 (EOG Kiel, Beschl. v. 18.01.1938, Wg 208/38).
230 Vgl. Gütt u.a. (1934), S. 128.
231 StAItz Abt. 730, Nr. 413.

den, durch keinerlei Entartungserscheinungen gestörten Menschen' [...]". Das Kieler Gericht nahm in seiner zweiseitigen Begründung den Standpunkt Dr. Kreys ein und bejahte das "Vorliegen eines schweren Alkoholismus": "Es folgert dies aus der frühzeitigen Verwahrlosung, dem lasterhaften Lebenswandel und der wiederholten Straffälligkeit. Die alkoholischen Ausschreitungen erstrecken sich auf einen Zeitraum von mehr als eineinhalb Jahrzehnten. Frau H. scheint unfähig, ihre Lebenshaltung zu bessern. Nach den Umständen muß dies auf krankhafter Erbanlage beruhen."

Gerade der Dissens in diesem Fall deutet an, daß die Verfolgungsintensität bei alkoholkranken gesellschaftlichen Außenseitern davon abhing, inwieweit die jeweiligen Richter bereit waren, soziale Kategorien in medizinische und biologische umzudefinieren.

6.2.2. Die psychischen Erkrankungen

Die vier Geisteskrankheiten Schizophrenie, Epilepsie, zirkuläres Irresein und der sehr seltene "Veitstanz" mögen dem medizinischen Laien heute als exakt zu umreißende Krankheitsbilder erscheinen, deren Diagnose in geringerem Umfang der Willkür ausgesetzt zu sein scheint als die zuvor behandelten Kategorien. Tatsächlich aber war die zeitgenössische Diagnostik noch derart unausgereift - dessen waren sich auch die Zeitgenossen durchaus bewußt -[232], daß die Gerichte es für zulässig erklärten, die Sterilisation "unter wahlweiser Feststellung zweier Erbkrankheiten" anzuordnen.[233] War nicht sicher, ob Schwachsinn oder Schizophrenie, Schizophrenie oder manisch-depressives Irresein vorlag, behalf man sich mit der Feststellung einer "Mischpsychose".[234] Allen diesen Krankheiten war gemein, daß die Gerichte in fast allen Fällen zusätzlich zu den amtsärztlichen noch fachärztliche Gutachten hinzuzogen.

6.2.2.1. Schizophrenie

Unter Berufung auf die medizinische Wissenschaft wurde die Entstehung der Schizophrenie, wenn sie denn einmal diagnostiziert war, ausnahmslos auf erbliche Anlagen zurückgeführt, so daß der Betroffene keine äußeren Umstände, wie z.B. Schußverletzungen, als Entstehungsursache anführen konnte: "Für die Anordnung der Unfrucht-

---

232 Vgl. Michaelsen (1937), S. 3 f.: "[...] stößt ihre diagnostische Erkennung in manchen Fällen auf erhebliche Schwierigkeiten."

233 Vgl. auch Michaelsen (1937), S. 26.

234 Schizophrenie und Schwachsinn: JW 1935 III, S. 2744, Nr. 42 (EOG Kiel, Beschl. v. 05.06.1935, Wg 99/35); Schizophrenie und manisch-depressives Irresein: JW 1935 III, S. 3112, Nr. 26 (EOG Kiel, Beschl. v. 31.08.1935, Wg 189/35); JW 1935 I, S. 711, Nr. 8 (EOG Kiel, Beschl. v. 09.01.1935, WErb 90/34); Schizophrenie und psychische Reaktion: JW 1935 II, Nr. 45 (EOG Kiel, Beschl. v. 27.02.1935, Wg 32/35); JW 1935 III, S. 3477, Nr. 40 (EOG Kiel, Beschl. v. 23.10.1935, Wg 141/35).

barmachung ist lediglich erforderlich, daß die Erbkrankheit sich einmal manifestiert hat; ist dies der Fall, dann gilt der damals Erkrankte im Sinne des Gesetzes als 'erbkrank'."[235] Nach einer möglichen erblichen Belastung wurde nur gefragt, wenn die Diagnose, etwa in Abgrenzung zu einer psychischen Reaktion, nicht gesichert schien.[236]

Auch unter den "schizophrenen" Menschen, über deren erbbiologische Erwünschtheit vor den "Erbgesundheitsgerichten" geurteilt wurde, gab es keine 5%, die *nicht* anschließend sterilisiert wurden. Grund hierfür ist die regelmäßige Untermauerung des Antrags durch fachärztliche Gutachten, von denen die Richter in ihrer Beschlußfassung meist nicht abwichen. So wurde zwischen 1934 und 1936 für 55% der Steinburger "Schizophrenen" der Antrag direkt von einer Anstalt aus gestellt.[237]

Der von Seiten der fachärztlichen Gutachter betriebene Aufwand läßt im Falle der Schizophrenie in manchen Fällen ein ernsthafteres Bemühen als beim Schwachsinn erkennen, eine zutreffende Diagnose zu erlangen. So geschehen etwa im Falle eines 15jährigen Händlerssohns aus Lockstedterlager, dessen Sterilisation der Direktor der LHA Schleswig zweimal beantragt hatte. Den ersten Antrag lehnten im Januar 1937 das EG Itzehoe und im August desselben Jahres das EOG Kiel zum einen aufgrund des niedrigen Alters des Jungen ab, zum anderen, da er "zur Zeit völlig unauffällig" sei, "die Schule ohne die geringsten Schwierigkeiten" besuche und "wie jeder andere gesunde Junge" lebe. Nachdem der inzwischen 17jährige im Oktober 1938 erneut nach Schleswig gebracht worden war, beschloß das Itzehoer Gericht im kommenden Frühjahr seine Sterilisation.[238] Möglicherweise legten die Gerichte ein solches differenzierteres Verhalten an den Tag, sobald die Opfer - wie hier der Fall - aus der Mittelschicht stammten.

Während die Diagnosen "Schwachsinn" und "Alkoholismus" die Möglichkeit boten, deviante Verhaltensformen vor allem in der Unterschicht zu erfassen, finden wir unter den "Schizophrenen" auch Personen mit höherer Bildung und qualifizierter Berufsausbildung. Der Fall des K. wurde unter dem Stichwort "Erfinderwahn" in der "JW" vorgestellt. K., der sich "intellektuell gut" entwickelt hatte, hatte nicht nur 51 "Erfindungen" auf verschiedenen Gebieten produziert - für eine "Rattentötungsvorrichtung" hatte er ein Deutsches Reichspatent erworben -, er meinte auch, aus der Entfernung der Gesichtsteile zueinander Rückschlüsse auf den Charakter der Menschen ziehen zu können und glaubte, "daß alles Unglück der Welt von den Juden komme". Konsequenterweise schloß diese Beschlußbegründung aus der Feder des überzeugten Nationalsozialisten Dr. Grunau aus dem Jahre 1935, die angesichts der Übereinstimmung dieses als "schizophren" angezeigten Weltbildes mit der NS-Ideologie geradezu satirisch wirkt, mit dem Fazit, der Mann sei "als ein verschrobener Psychopath anzusehen", nicht als ein Schizophrener.[239]

---

235 Vgl. StAItz Abt. 730, Nr. 678 (EOG Kiel, Beschl. v. 14.12.1935); JW 1935 III, S. 3112, Nr. 25 (EOG Kiel, Beschl. v. 31.08.1935, Wg 174/35).

236 Vgl. JW 1935 II, S. 1865, Nr. 26 (EOG Kiel, Beschl. v. 11.04.1935, Wg 56/35).

237 Ebenso für Göttingen: Koch (1994), S. 30.

238 Vgl. StAItz Abt. 730, Nr. 410; Nr. 677.

239 JW 1935 II, S. 2500, Nr. 23 (EOG Kiel, Beschl. v. 03.07.1935, Wg 51/35).

Keine Berücksichtigung fand - im Gegensatz zum Schwachsinn - die Lebensführung: "Unerheblich ist auch, ob S. jetzt bereits seit zehn Jahren seine Arbeit ordentlich und sachgemäß verrichtet."[240]

6.2.2.2. Erbliche Fallsucht (Epilepsie)

Bei der Epilepsie standen die Gutachter vor dem Problem, nicht eindeutig zwischen einer angeborenen, "genuinen" und einer exogenen, "symptomatischen" Form von Epilepsie unterscheiden zu können. Das Gesetz, so die Kieler EOG-Richter, wolle "nur solche Kranke treffen, deren Nachkommen infolge von Entartungserscheinungen unnütze Glieder der Volksgemeinschaft sein würden."[241] Wichtigstes Merkmal der erblichen Fallsucht sollte "die psychische Veränderung des Erbkranken" sein, die "epileptische Demenz".[242] Diese konnte sich im einzelnen äußern in einer "gewisse(n) Weitschweifigkeit und Klebrigkeit"[243] oder dem "gehemmten Eindruck", den der Proband auf die Richter machte.[244]

Im Falle der Epilepsie war für die Kranken die Chance, ihre Anfälle auf eine exogene Ursache zurückzuführen und damit unangetastet zu bleiben, so groß wie bei keiner anderen Diagnose. Fanden die Ärzte für die einzig durch die Aussage des Probanden gestützte Schilderung von Unfällen Anhaltspunkte, zum Beispiel bei Röntgenuntersuchungen Verschattungen im Schädel, bestand bei den Gerichten eine Neigung, sich die Forderung des Glückstädter Allgemeinarztes Dr. Max Casten zu eigen zu machen, der forderte "im Hinblick auf das vorläufig Problematische der erbbiologischen Fragen, betr. der Epilepsie: In dubio pro patiente!"[245] Zumindest dann, wenn "wenigstens gleichwertige Gründe für und gegen die Entstehung auf Grund äußerer Umstände" sprachen, sollte die Erblichkeit verworfen werden.[246] Letztendlich mündeten aber noch immer beinahe zwei Drittel der verhandelten Steinburger Epilepsie-Fälle (60,8%)[247] in eine Unfruchtbarmachung.

---

240 StAItz Abt. 730, Nr. 678 (EOG Kiel, Beschl. v. 14.12.1935).

241 JW 1935 III, S. 2746, Nr. 45 (EOG Kiel, Beschl. v. 05.07.1935, Wg 54/35).

242 JW 1935 III, S. 2745, Nr. 44 (EOG Kiel, Beschl. v. 15.05.1935, Wg 89/35); JW 1935 III, S. 3478, Nr. 42 (EOG Kiel, Beschl. v. 28.09.1935, Wg 123/35).

243 StAItz Abt. 730, Nr. 346 (EOG Kiel, Beschl. v. 21.11.1936, Wg 264/36).

244 StAItz Abt. 730, Nr. 510 (EOG Kiel, Beschl. v. 20.06.1936, Wg 108/36).

245 In einem Gutachten vom 26.02.1936, StAItz Abt. 730, Nr. 346; vgl. StAItz Abt. 730, Nr. 511 (EG Itzehoe, Beschl. v. 13.07.1939).

246 JW 1936 I, S. 1002, Nr. 23 (EOG Kiel, Beschl. v. 27.11.1935, Wg 251/35).

247 Bei 74 Anträgen wurde 45 mal sterilisiert.

6.2.2.3. Zirkuläres (manisch-depressives) Irresein

Die Zahl der verhandelten Fälle von "zirkulärem Irresein" ist in Schleswig-Holstein besonders gering, da die Krankheit in Norddeutschland nur selten auftrat.[248] Auch wenn die sieben Fälle im Gesundheitsamtsbezirk Itzehoe nicht repräsentativ sein können, bestätigen sie bekannte Ergebnisse: bei keiner Diagnose, sehen wir von den körperlichen Erkrankungen einmal ab, zögerten die Gerichte derartig, die Betroffenen von der Fortpflanzung auszuschließen. Noch nicht einmal jeder zweite "Erbkrankverdächtige" wurde sterilisiert.[249] Der Grund lag darin, daß es den Eugenikern Schwierigkeiten bereitete, "eine Linie zu finden, das 'gute Erbgut' zu erhalten und andererseits das 'minderwertige Erbgut' auszuschalten. Man war sich einig, daß diese Menschen in ihren gesunden Phasen oft intelligente 'wertvolle Persönlichkeiten' darstellten, die ihren Beruf zufriedenstellend ausübten."[250] Außerdem fiel die Abgrenzung zwischen einer endogen und einer exogen bedingten Depression schwer, wie der folgende Fall zeigt. "Aus der Krankengeschichte ergibt sich, dass S. vor etwa 3 Jahren einen Selbstmordversuch begangen hat, und zwar, wie er selbst angibt, wegen Liebeskummer. Er hat sich seitdem in einer stark depressiven Stimmung befunden und wurde auf Veranlassung des Hausarztes in die Klinik eingewiesen", beschrieben die Itzehoer EG-Richter am 17. März 1938 die Leidensgeschichte eines jungen landwirtschaftlichen Gehilfen in einer ihrer seltenen ausführlichen Begründungen. Die gutachtende Klinik hatte nicht eindeutig feststellen können, ob der Patient an "zirkulärem Irresein" oder an "Schizophrenie" erkrankt war. Obgleich die herrschende Rechtsprechung in diesem Fall die Anordnung der Sterilisation zugelassen hätte, weil beide Krankheiten unter das GzVeN fielen und, wie schon oben gesagt, eine solche "Mischdiagnose" hinreichende Begründung geboten hätte. Dennoch ließen die EG-Richter den 26jährigen unbehelligt, weil "die Möglichkeit" bestünde, "daß in Wirklichkeit weder die eine noch die andere Krankheit vorliegt, sondern daß es sich nur um ein reaktives Verhalten gehandelt hat."[251]

---

248   Vgl. Greggersen (1938), S. 24; bei der Hamburger Fürsorgebehörde betrafen 1% der Anzeigen Fälle von manischer Depression (vgl. Fenner (1988), S. 75), im Kreis Steinburg sind es 0,9% der Anträge.

249   Das sind im Kreis 3 von 7 (42,9%).

250   Koch (1994), S. 30.

251   StAItz Abt. 730, Nr. 684.

6.2.2.4. Erblicher Veitstanz (Huntingtonsche Chorea)

Fälle von Huntingtonscher Chorea aus dem Kreis Steinburg wurden vor keinem der drei Sterilisationsgerichte verhandelt. Einzig am 29. September 1944 wurde vom Itzehoer EG gegen einen Schlosser aus dem Kreis Pinneberg die Sterilisation wegen "Veitstanz" angeordnet. Die Akte des Mannes wurde noch an das Kieler EOG abgegeben. Da die Beschwerdeinstanz jedoch wenige Wochen später auflöst wurde, ist der Ausgang seines Verfahrens unsicher.

6.2.3. Die physischen Erkrankungen: "erbliche Blindheit", "erbliche Taubheit" und "schwere körperliche Mißbildung"

Für die physischen Erkrankungen ist typisch, daß weder "Blindheit" den völligen Verlust des Augenlichts noch "Taubheit" den völligen Verlust des Gehörs noch "Mißbildung" drastische Formen der Körperbehinderung bedeuteten. Sterilisiert wurden gerade solche Menschen, deren Seh-, Hör- und Bewegungsvermögen das sexuelle Zusammentreffen mit dem anderen Geschlecht wahrscheinlicher erscheinen ließen, als man im Fall von stark Körperbehinderten annahm.[252] "Große Schwerhörigkeit" reichte aus, um die Sterilisation wegen "Taubheit" anzuordnen.[253] Zu den körperlichen "Mißbildungen" zählten vor allem die doppelseitige Hüftverrenkung (Hüftgelenkluxation)[254], der "Wolfsrachen", die "Hasenscharte" und die "Littlesche Krankheit", besser bekannt als "zerebrale Kinderlähmung". Die medizinische Möglichkeit, die Körperbehinderung durch eine Operation zu beseitigen oder zu lindern, sollte für die Frage der Sterilisation keine Bedeutung haben.[255] Da sich in vielen Fällen Gutachter aber gegen eine Erblichkeit des entsprechenden Leidens aussprachen,[256] führten vergleichsweise wenig Anträge zur Sterilisation. Waren es bei den Diagnosen "Blindheit" und "Taubheit" im Kreis 42,9 bzw. 41,7%, so wurde gerade ein Drittel der "schwer mißgebildeten" Menschen sterilisiert.[257]

---

252 Vgl. Bock (1986), S. 219 f.

253 JW 1935 II, S. 2503, Nr. 37 (EOG Kiel, Beschl. v. 03.07.1935, Wg 103/35).

254 Vgl. EG Itzehoe, Beschl. v. 12.03.1939, XIII 21/39.

255 Für die "Blindheit" vgl.: JW 1935 I, S. 434, Nr. 1 (EOG Kiel, Beschl. v. 07.12.1934, WErb 71/34); JW 1935 II, S. 2503, Nr. 35 (EOG Kiel, Beschl. v. 15.06.1935, Wg 52/35).

256 Vgl. z.B. EG Itzehoe, Beschl. v. 12.03.1939, XIII 21/39.

257 Allerdings sind die Fallzahlen sehr gering: wir finden sieben Anträge wegen "Blindheit", zwölf wegen "Taubheit" und neun wegen einer "Mißbildung"; vgl. StAItz Abt. 730, Nr. 738; 739.

6.2.4. Entscheidungen zu den Risiken der Operationsdurchführung

Um eine Sabotierung des Sterilisationsprogrammes zu vermeiden, kalkulierten die Erbgesundheitsgerichte gewisse Risiken für die Gesundheit und das Leben der Betroffenen durchaus ein. Auf eine "durch die Unfruchtbarmachung vielleicht eintretende Gesundheitsverschlechterung" könne "Rücksicht nicht genommen werden", entschied das Kieler Obergericht am 16. Mai 1934.[258] Auch müsse das EG nicht schon dann ein Gutachten einholen, wenn der Unfruchtbarzumachende den Einwand erhebe, es bestehe für ihn Lebensgefahr; nur wenn "erhebliche Gründe" für solche Lebensgefahr sprächen, sei ein Gutachter hinzuzuziehen.[259] Zudem liege bei einer Selbstmorddrohung des Betroffenen keine Lebensgefahr vor, "weil dieser Einwand des Selbstmordes alsdann von jedem Unfruchtbarzumachenden erhoben werden würde."[260]

6.3. Beschwerdeverfahren beim "Erbgesundheitsobergericht

Gegen die Entscheidung des "Erbgesundheitsgerichts" konnten gemäß § 9 GzVeN der Antragsteller, ein beamteter Arzt, ein Anstaltsleiter, der Unfruchtbarzumachende oder sein gesetzlicher Vertreter beim "Erbgesundheitsobergericht" Beschwerde einlegen. Die Gewährung dieses Rechtsmittels akzeptierten schleswig-holsteinische Richter nur ungern. Im November 1935 sprach sich das OLG gegen "eine allgemeine Rechtsbelehrung" aus, denn "dadurch, daß der Erbkranke auf sein Beschwerderecht hingewiesen wird, werden nicht nur Beschwerden hochgezüchtet, sondern es wird dem Erbkranken erheblich erschwert, sich mit dem Beschlusse der ersten Instanz abzufinden."[261] Das Kieler EG ging sogar soweit anzuregen, eine Verzichtserklärung auf das Rechtsmittel der Beschwerde nach Möglichkeit noch im Antrag vom "Probanden" unterschreiben zu lassen.[262] Da die Einspruchsfrist nur vier Wochen betrug und nach dem 4. Juni 1935 sogar auf zwei Wochen verkürzt wurde, viele Betroffene aber über ihre Rechte nur unzureichend informiert waren, wurden viele Beschwerden erst nach Verstreichen dieser Frist erhoben. Dennoch wurde in den allermeisten Fällen unter Berücksichtigkeit der Rechtsunkundigkeit der Betroffenen eine Wiedereinsetzung in den vorherigen Stand[263] gewährt.

---

258 JW 1934 I, S. 1584 f., Nr. 1 (EOG Kiel, Beschl. v. 16.05.1934, WErb 4/34).

259 Vgl. JW 1934 I, S. 1858, Nr. 1 (EOG Kiel, Beschl. v. 21.06.1934, WErb 9/34).

260 JW 1934 II, S. 2791, Nr. 1 (EOG Kiel, Beschl. v. 04.09.1934, WErb 35/34).

261 Schreiben des OLG Kiel an den RMdJ vom 14.11.1935; LAS Abt. 350, Nr. 4115.

262 Vgl. F. Klose: *Beiträge und Folgerungen aus der praktischen Durchführung des Gesetzes zur Verhütung erbkranken Nachwuchses*, in: Der Erbarzt Nr. 3 (1934), S. 43-47, zit. n. Rothmaler (1991), S. 156.

263 D.h. Rechtsgewährung trotz Versäumung von Rechtsmittelfristen.

Tabelle 4: Der Einfluß der Diagnose – Beschwerdeverfahren beim EOG Kiel aus dem Landgerichtsbezirk Itzehoe in den Jahren 1973 bis 1945

Diagnose	Anordnung der Sterilisation durch das EG	Beschwerden		Anordnung der Sterilisation durch das EOG		Ablehnung der Sterilisation durch das EOG		
	Anzahl der Fälle	bei ... Fällen	in % der Anordnungen	bei ... Fällen	in % der Beschwerden	bei ... Fällen	in % der Beschwerden	in % der EG-Anordnungen
angeborener Schwachsinn	354	37	10,5	26	70,3	11	29,7	3,1
Schizophrenie	46	9	19,6	4	44,4	5	55,6	10,9
manisch-depr. Irresein	3	3	100,0	1	33,3	2	66,7	66,7
erbliche Fallsucht	60	17	28,3	6	35,3	11	64,7	18,3
Huntingtonsche Chorea	1	0	0,0	0	0,0	0	0,0	0,0
erbliche Blindheit	5	1	20,0	1	100,0	0	0,0	0,0
erbliche Taubheit	9	2	22,2	2	100,0	0	0,0	0,0
körperliche Mißbildung	7	1	14,3	0	0,0	1	100,0	14,3
schwerer Alkoholismus	19	2	10,5	2	100,0	0	0,0	0,0
zusammen	504	72	14,3	42	58,3	30	41,7	6,0

Quelle: Register des "Erbgesundheitsgerichts" Itzehoe (Archiv AG Itzehoe)

Die Beschwerdehäufigkeit veränderte sich nicht nur im Laufe der Jahre, sondern war auch innerhalb der Diagnose-Gruppen eine unterschiedliche. Während in den Reichsgebieten mit einer überwiegend katholischen Bevölkerung die Betroffenen schon 1934 zu gut einem Viertel Einspruch gegen die Anordnung ihrer Unfruchtbarmachung erhoben, wählten im protestantischen Norden Deutschlands zunächst nur wenige diesen Weg des Protests. Nur eines von 88 Steinburger Verfahren des Jahres 1934 (1,1%) wurde auch in der zweiten Instanz verhandelt.[264] Erst in den kommenden Jahren stieg die Beschwerdezahl von 3,6% (1935) über 10,6% (1936) und 13% (1937), bis sich 1938 (27%) und 1939 (24,4%) ein Viertel der Betroffenen nicht mehr mit dem Beschluß abfinden mochte. Diese Zunahme ist sicher vielfältig zu begründen: die Fälle der ersten Jahre, unter ihnen viele Anstaltspatienten, waren eindeutiger diagnostiziert gegenüber vielen "zweifelhaften", zumal "leichteren" Fällen ab Mitte der 1930er Jahre; die zunehmende Kritik in der Bevölkerung am Sterilisationsprogramm und eine wachsende Kenntnis der Rechtsmöglichkeiten mögen als weitere Erklärungsfaktoren hinzukommen. Während des Tätigkeitszeitraumes des Itzehoer EG, also zu einem Zeitpunkt, als das Sterilisationsprogramm nur noch eingeschränkt verwirklicht wurde, wurde im Schnitt in 14,3% der Fälle um Überprüfung der erstinstanzlichen Entscheidung nachgesucht - ein Wert, den wir andernorts - allerdings für die gesamte NS-Zeit - bestätigt finden.[265] Bestätigt werden kann auch für den LG-Bezirk Itzehoe eine Erkenntnis, die Christiane Rothmaler in ihrer Dissertation für Hamburg gewinnt: Frauen unterwarfen sich dem gesamten Verfahren grundsätzlicher als Männer.[266] Während 11,7% der Männer mit einer Beschwerde auf die Anordnung ihrer Sterilisation reagierten, taten dies nur 6,6% der Frauen.

Bei den einzelnen Diagnosegruppen ergaben sich Unterschiede einmal hinsichtlich der Beschwerdehäufigkeit und zum anderen hinsichtlich der Erfolgsperspektive, wobei sich beide Momente möglicherweise in gewissem Grade gegenseitig bedingten. Die folgenden Werte sind auch vor dem Hintergrund der oben geschilderten "Rechtsprechung" zu den einzelnen Diagnosen zu interpretieren. Die Steinburger Beschwerden hatten in den Jahren 1934 bis 1944 eine Erfolgsquote von 41,7%. In Hamburg wurden in den Jahren 1934 bis 1936 nur 18,2% der EG-Beschlüsse revidiert.[267] Für den Kreis Steinburg errechnet sich für jene drei Jahre - unter Vorbehalt[268] - eine ähn-

---

264 Diese Zahl für 1934 ist allerdings sehr niedrig, denn selbst im protestantischen Kiel (5%), Berlin (9%) und Hamburg (13%) lag die Beschwerdehäufigkeit höher, wenn sie auch nicht die Werte im katholischen Bamberg und München (24%) oder gar Münster (70%) erreichte; vgl. Bock (1986), S. 281.

265 Beschwerdequoten an anderen EG: Bremen 11,8% (vgl. Marßolek/Ott (1986), S. 321) bzw. 16% (vgl. Fuchs (1988), S. 45, n=41); Göttingen 18,2% (vgl. Koch (1994), S. 51); Hamm 16,8% und Kassel 23,1% (Simon (1993), S. 146 f.); Wesermünde 16,4% (vgl. Krause (1994), S. 63); allerdings in Frankfurt 32,7% (vgl. Daum/Deppe (1991), S. 121); für das Deutsche Reich ca. 15% (vgl. Bock (1986), S. 281)

266 Vgl. Rothmaler (1991), S. 166.

267 Vgl. ebenda (1991), S. 165.

268 Bei den 24 belegten EOG-Verfahren der Jahre 1934 bis 1936 können wir in Unkenntnis der tatsächlichen Gerichtsentscheidungen nur die Differenz zwischen den 24 Verfahren und 19 tatsächlich durchgeführten Operationen grob als Antragsablehnungen einstufen.

lich niedrige "Erfolgsquote" von 21%. Die Erfolgsaussichten differierten bei den einzelnen "Erbkrankheiten" aber ganz enorm. Die vermeintlich "Manisch-Depressiven" legten alle ausschließlich gegen die Anordnung ihrer Sterilisation Beschwerde ein und hatten auch entsprechend den größten Erfolg: in zwei Dritteln der Fälle wurde der erstinstanzliche Beschluß aufgehoben.[269] Gute Chancen konnten sich auch "Epileptiker" ausrechnen, von denen jeder vierte Beschwerde einlegte, wovon wiederum zwei Drittel die Beschlußaufhebung erreichten. Obgleich unter den als "schizophren" etikettierten Menschen nur ein Fünftel ans EOG ging, erlangte noch immerhin mehr als die Hälfte die Umwandlung der gefällten Entscheidung. Auf der anderen Seite wählte nur jeweils ein Zehntel der angeblich "Schwachsinnigen" oder der "Alkoholiker"[270] den Weg der Beschwerde: bei ersteren wurde in fast einem Drittel der Fälle der EG-Beschluß aufgehoben. Ein "Alkoholkranker" aus dem LG-Bezirk Itzehoe, der erfolgreich Beschwerde führte, ist hingegen nicht bekannt. In der Gruppe der körperlich "Behinderten" wählte jeder fünfte den Weg in die zweite Instanz. Unter den vier bekannten Behinderten blieb es in drei Fällen bei dem gefällten Beschluß.

Die Erklärung für die hohe Erfolgsquote vermeintlich "Geisteskranker" liegt zum Teil begründet in den skeptischen Gutachten einiger Hamburger Psychiater. Ihnen scheint es schwergefallen zu sein, bei ihren diagnostischen Entscheidungen dieselbe "Nonchalance" an den Tag zu legen, die aus der "in dubio pro patria"-Haltung der Amtsärzte resultierte. Der Hamburger Psychiater Prof. Dr. Pette von der Universitäts-Nervenklinik äußerte sich in mehreren seiner fünf für das EOG Kiel nachgewiesenen einschlägigen Gutachten, daß er die Diagnose Epilepsie (in drei Fällen) bzw. Schwachsinn (in einem Fall) nicht "mit der für das Gesetz notwendigen Sicherheit" stellen könne.[271]

Nicht ganz ohne Einfluß auf den Ausgang des Beschwerdeverfahrens mag die Hinzuziehung eines Rechtsanwaltes durch den Verfolgten gewesen sein. Seit 1935 konnten sich Sterilisationskandidaten auf eigene Kosten durch einen Rechtsanwalt vertreten lassen,[272] doch nur wenige der vor das Itzehoer "Erbgesundheitsgericht" zitierten Personen konnten sich einen Rechtsbeistand leisten. In mindestens einem Fall wurde der Rechtsanwalt Eggers aus Krempe tätig,[273] der für die Kremper Rechtsberatungsstelle arbeitete, eine von "etwa 2000 Rechtsberatungsstellen im Reichsgebiet."[274] Ziel der Rechtsberatungsstelle sei es, so die "Schleswig-Holsteinische Tageszeitung" anläßlich ihrer Einrichtung im Frühjahr 1934, "allen minderbemittelten Volksgenossen, die nachweislich zur Aufbringung der gesetzlichen Rechtsanwaltsgebühren außerstande sind, mit Rat und Tat zur Seite zu stehen." Im Kreis Steinburg zeichnete sich zumindest ein Anwalt durch ein überzeugendes Engagement für "Erbkranke" aus: der Itzehoer Rechtsanwalt und Notar Dr. Friedrich Wilhelm Voss. In mindestens drei Fällen, und zwar einmal für einen "Epileptiker" und zweimal für "schizophrene"

---

269 Allerdings ist die Fallzahl n=9 leider sehr gering.

270 Fallzahl: "Schwachsinn" n=354; "Alkoholismus" n=19.

271 Vgl. StAItz Abt. 730, Nr. 22; 252; 679.

272 Vgl. Bock (1986), S. 198.

273 Vgl. StAItz Abt. 730, Nr. 282.

274 Fritz Ostler: *Die deutschen Rechtsanwälte 1871-1971*. Essen 1971, S. 274.

Frauen, übernahm der schon im August 1941 verstorbene Jurist[275] die Vertretung. In dem Fall der wegen Schizophrenie angezeigten 23jährigen Frieda L. finden sich in ihrer Akte mindestens zehn Schreiben des Anwalts, und auch die Verteidigungsschrift umfaßt immerhin vier Seiten. Ein schriftlicher Kommentar des Altonaer EG, der von "langatmige[n] Ausführungen des R.A. Dr. Voss"[276] spricht, deutet an, daß jener zu den wenigen seiner Standeskollegen zählte, die sich "angelegentlich für ihre Klienten" einsetzten[277]. Die Ausnahme ist in diesem Fall auch, daß ein Rechtsanwalt schon in der ersten Instanz die Vertretung übernommen hatte. Nachdem das Itzehoer Gericht die Sterilisation seiner Mandantin angeordnet hatte, vertrat Dr. Voss Frieda L. auch im Verfahren vor dem Kieler EOG und war nun erfolgreich: der Kieler Gutachter Oberarzt Dr. Burkhardt, der ein halbes Jahrzehnt später die Schleswiger "Kinderfachabteilung" übernahm und in diesem Zusammenhang eine undurchsichtige Rolle bei der sogenannten "Kindereuthanasie" spielte,[278] schloß sein Gutachten in diesem Fall dahingehend, daß "die Annahme einer Schizophrenie sich nicht mit einem solchen Maße von Wahrscheinlichkeit begründen läßt, wie es nach den Voraussetzungen des Gesetzes zur Verhütung erbkranken Nachwuchses verlangt werden muß." Angesichts der nicht repräsentativen Fallzahl kann Christiane Rothmalers These, daß von einer "relativ erfolgreichen Ablehnung von Sterilisationsanträgen in den Fällen, wo Rechtsanwälte eingeschaltet waren", gesprochen werden muß, nur unter Vorbehalt zugestimmt werden: drei der fünf Beschwerdeverfahren mit anwaltlicher Betreuung wurden zugunsten des Sterilisationskandidaten entschieden.[279]

---

275 Vgl. SHT vom 28.08.1941.

276 StAItz Abt. 730, Nr. 248.

277 Bock (1986), S. 291.

278 Vgl. Klaus Bästlein: *Die "Kinderfachabteilung" Schleswig 1941 bis 1945.* In: INFO des AKENS Nr. 20, Juni 1991, S. 16-45.

279 Rothmaler (1991), S. 124, spricht von einer Erfolgsquote von 41,7% Ablehnungen. Zumindest in den Jahren 1937 bis 1945 wird diese Quote bei Beschwerdeverfahren aus dem LG-Bezirk Itzehoe auch ohne Rechtsbeistände erreicht (s.o.).

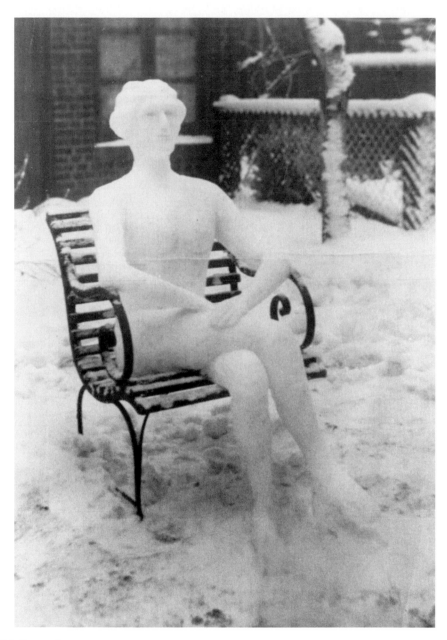

Bild 1: Puppenfee

Beschriftung auf der Rückseite: "O, graziöse Puppenfee, bist leider nur aus Schnee, kennst nicht der Liebe Schmerz, bist kühl bis ans Herz. H. M[...]" - Diese Schneeskulptur wurde im Januar 1939 von einem Itzehoer, der später wegen einer Körperbehinderung zwangssterilisiert wurde, in einem Itzehoer Garten geformt.[Quelle: Archiv Björn Marnau]

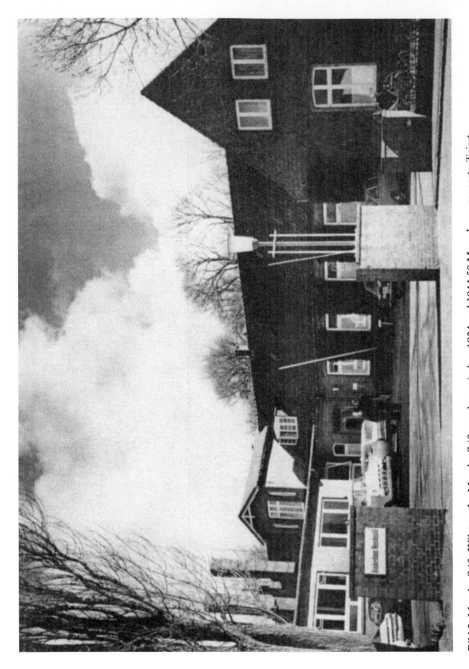

Bild 2: Mencke-Stift, Wilster - Im Im Mencke-Stift wurden zwischen 1934 und 1944 50 Menschen zwangssterilisiert. [Foto: Rudolf Irmisch, Die Geschichte der Krankenhäuser im Kreis Steinburg, Itzehoe 1975]

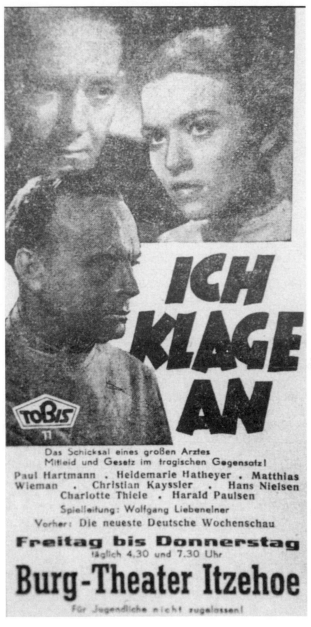

Bild 3: Zeitungsausschnitt "Ich klage an"
Im Herbst 1941 entschloß sich die NS-Führung, den Tobis-Film "Ich klage an" in die Kinos zu
bringen, um die ablehnende Haltung vieler Menschen gegenüber der "Euthanasie" aufzuweichen. Die
zentrale Frage des Films: Darf ein Arzt einen Menschen töten, der von einer unheilbaren Krankheit
befallen ist? [Quelle: Schleswig-Holsteinische Tageszeitung vom 17. Oktober 1941]

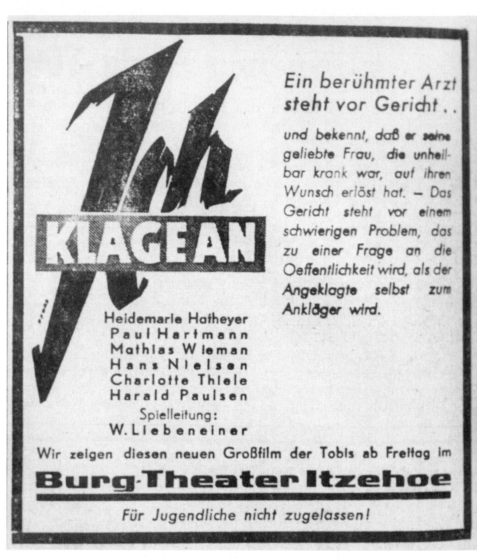

Bild 4: Zeitungsausschnitt "Ich klage an"
    [Quelle: Schleswig-Holsteinische Tageszeitung vom 17. Oktober 1941]

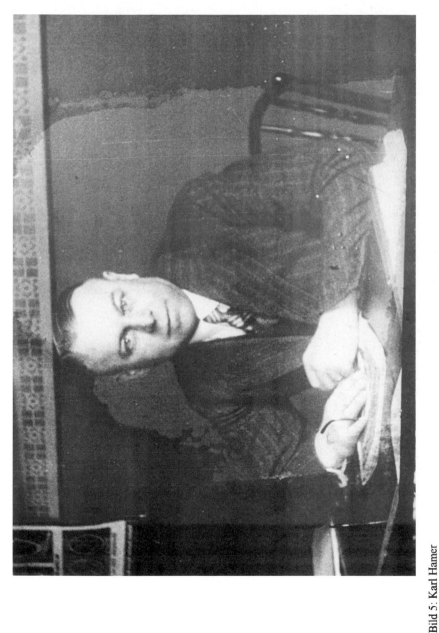

Bild 5: Karl Hamer

Karl Hamer, Rektor der Itzehoer "Hilfsschule", schrieb über seine Schülerinnen und Schüler Kurz-Gutachten für das Sterilisationsverfahren. Er stufte die Kinder und Jugendlichen "sine ira et studio" nach bestem Wissen und Gewissen ein - um die möglichen Folgen allerdings wohl wissend.

[Foto: Archiv der Pestalozzi-Schule Itzehoe]

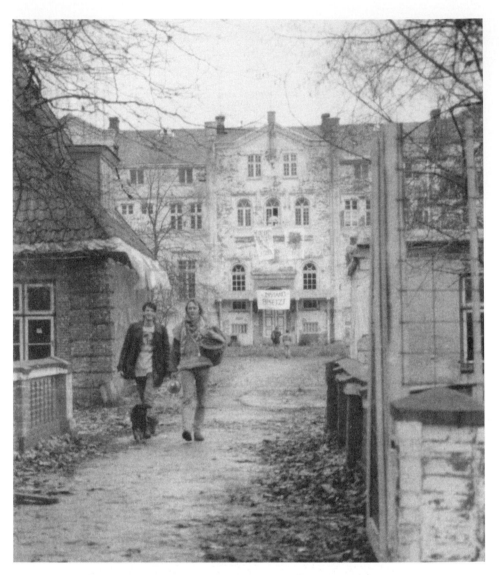

Bild 6: Schloss Heiligenstedten

Das Schloss Heiligenstedten bei Itzehoe war von 1934 bis 1939 ein Heim für "nicht hilfsschulfähige, geistesschwache Kinder und geistesschwache Erwachsene". Mindestens 85 der Insassen wurden nachweislich sterilisiert, die meisten im Itzehoer Julienstift. Im November 1988 war das Schloß besetzt. Die Besetzer erinnerten an die Bedeutung des Herrenhauses in den Jahren der NS-Zeit. [Foto: Manfred Schröder]

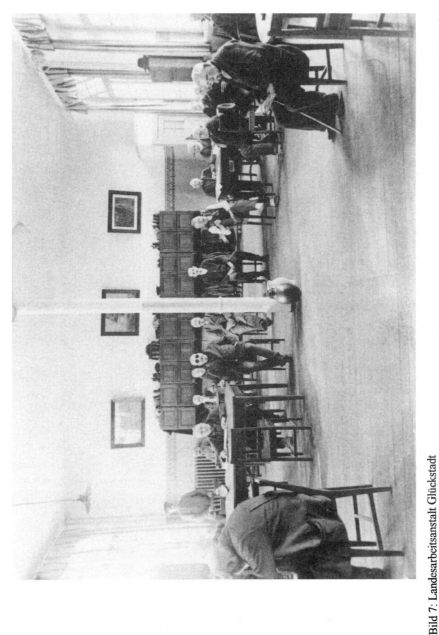

Bild 7: Landesarbeitsanstalt Glückstadt

In der Glückstädter Landesarbeitsanstalt wurden in den 1930er Jahren "Korrigenden", "Trinker", "säumige Nährpflichtige" und "Verwahrungsbedürftige" inhaftiert. Zwischen 1934 und 1941 wurden mindestens 95 Häftlinge im Städtischen Krankenhaus Glückstadt unter der Leitung von Dr. Robert Ramcke zwangssterilisiert. [Quelle: Stadtarchiv Glückstadt]

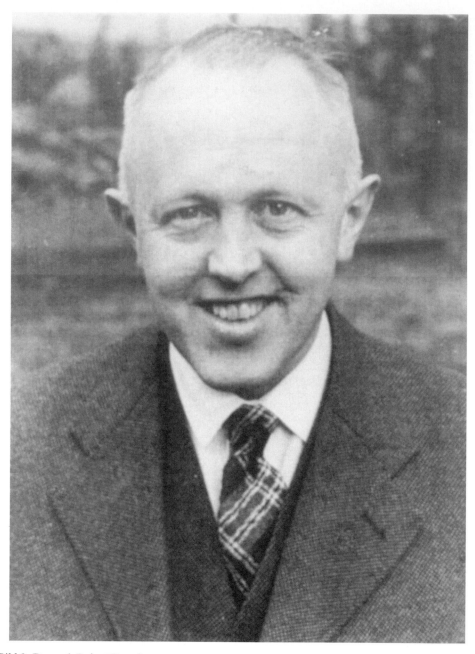

Bild 8: Dr. med. Robert Ramcke

Unter der Leitung des Arztes Dr. med. Robert Ramcke wurden im Städtischen Krankenhaus Glückstadt zwischen 1934 und 1941 mindestens 145 Zwangssterilisationen durchgeführt. Betroffen waren auch 95 Häftlinge des Glückstädter Arbeitshauses. [Foto: Archiv der Stadt Glückstadt]

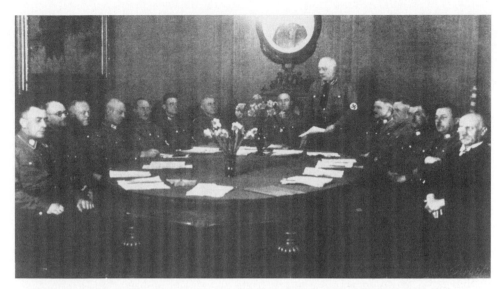

Bild 9: Dr. med. Robert Ramcke (Dritter von links) in der Stadtverordnetenversammlung
Der Leiter des Städtischen Krankenhauses in Glückstadt, Dr. med. Robert Ramcke, war seit der
Kommunalwahl vom März 1933 Stadtverordneter für die NSDAP und stellvertretender
Stadtverordnetenvorsteher im Glückstädter Stadtparlament.
[Foto: Glückstadt im Wandel der Zeiten, Bd. 3, hrsg. von der Stadt Glückstadt 1968]

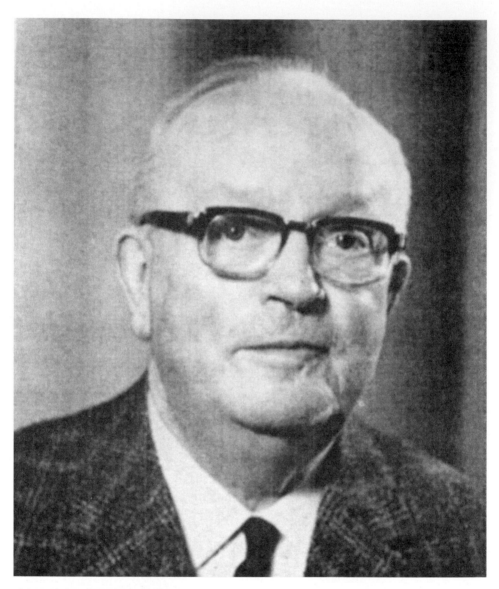

Bild 10: Dr. med. Heinrich Günther
Dr. med. Heinrich Günther, Chefarzt des Städtischen Krankenhauses Menckestift in Wilster von 1930 bis 1966: Zwischen 1934 und 1944 wurden hier 50 Menschen zwangssterilisiert.
[Foto: Rudolf Irmisch, Die Geschichte der Krankenhäuser im Kreis Steinburg, Itzehoe 1975]

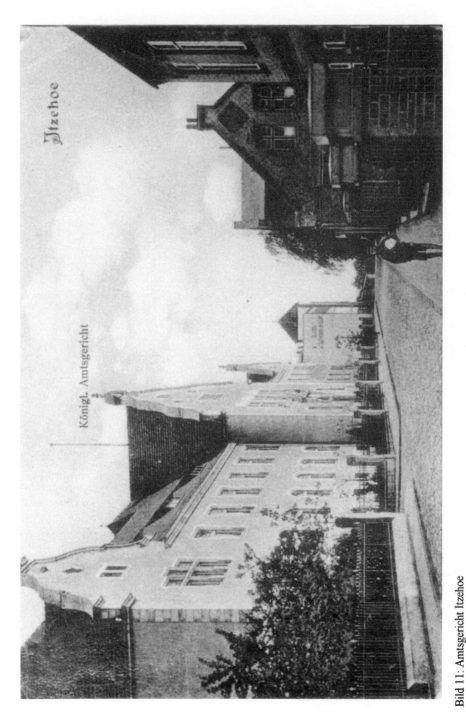

Bild 11: Amtsgericht Itzehoe

Als in Itzehoe 1937 ein Landgericht eingerichtet wurde, wurde das Itzehoer Amtsgericht Sitz eines "Erbgesundheitsgerichts". Gut 40 % der Steinburger Sterilisationsbeschlüsse - d.h. 295 Entscheidungen - fällten die Richter des in der Bergstraße ansässigen Gerichts. [Foto: Stadtarchiv Itzehoe]

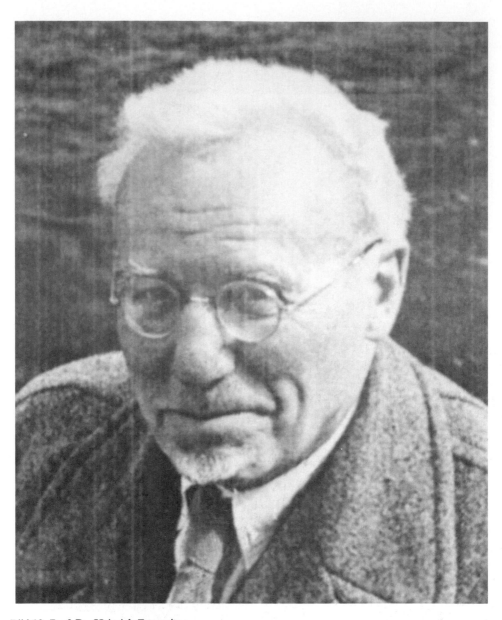

Bild 12: Prof. Dr. Heinrich Zoeppritz
Der gebürtige Gießener Prof. Dr. Heinrich Zoeppritz (1876-1960) war als leitender Arzt und Chirurg
für mindestens 210, möglicherweise aber mehr als 250 Zwangssterilisationen verantwortlich, die im
Städtischen Krankenhaus in Itzehoe zwischen 1934 und 1944 durchgeführt wurden.
[Foto: Rudolf Irmisch, Die Geschichte der Krankenhäuser im Kreis Steinburg, Itzehoe 1975]

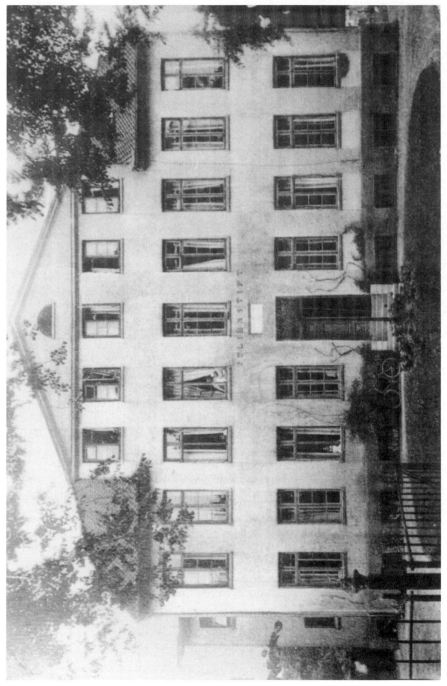

Bild 13: Julienstift - Im Städtischen Krankenhaus in Itzehoe wurden zwischen 1934 und 1944 mindestens 210 Menschen zwangsweise unfruchtbar gemacht. [Foto: Stadtarchiv Itzehoe]

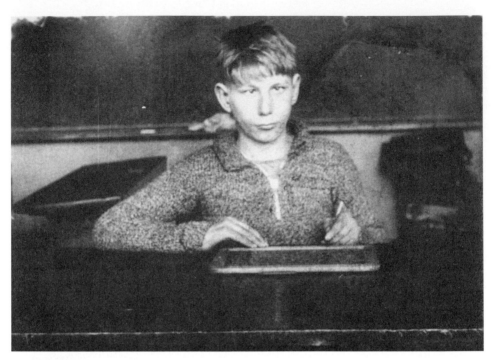

Bild 14: Hans G.

Hans G. besuchte von 1929 bis 1938 die Itzehoer Hilfsschule. Am 28. Juni 1941 starb er in der Tötungsanstalt Bernburg/Thüringen an "Lungenentzündung und Kreislaufschwäche" - gerade einmal 19 Jahre alt. In der Itzehoer Friedhofskapelle suchte die Mutter, so ein Bericht der Itzehoer Kriminalpolizei aus dem Jahre 1950, die Urne ihres Sohnes "aus zwölf anderen heraus", die "aus der gleichen Anstalt" stammten. [Quelle: Archiv der Pestalozzi-Schule Itzehoe]

7. Gnadengesuche an die Reichskanzlei des Führers

War eine Beschwerde rechtskräftig zurückgewiesen worden, griffen einige Sterilisanden zur letzten legalen Einspruchsmöglichkeit: sie schrieben eine Petition an die Reichskanzlei des Führers oder an seinen Stellvertreter. Während Simon für den OLG-Bezirk Hamm konstatiert, daß derartige Protestbriefe "in der Regel keinerlei Erfolg"[280] hatten, konnte im Rahmen der vorliegenden Arbeit überhaupt niemand ausgemacht werden, der diesen Weg mit Erfolg beschritten hat.[281] Obgleich Dr. Grunau einer Kielerin 1935 erklärte, daß die Ausführung des Beschlusses auf Unfruchtbarmachung nur dann ausgesetzt werden könne, "wenn der Führer und Reichskanzler dies anordnet", ließ das Reichsjustizministerium die Frau unzweideutig wissen: "Im Gnadenwege kann die Durchführung der Unfruchtbarmachung nicht ausgesetzt werden."[282] Im Einzelfall konnte aber wohl eine Unfruchtbarmachung durch eine offensichtlich verschleppte Eingabe bis zu zweieinhalb Jahre verzögert werden: einer Frau im Kreis Pinneberg gelang es, während dieser Zeit zwei Kinder zur Welt zu bringen, bevor die Reichskanzlei auf Drängen des Pinneberger Amtsarztes Dr. Steinebach die Bittschrift beantwortete, erwartungsgemäß abschlägig.[283]

---

[280] Simon (1993), S. 140.
[281] Beispiele aus dem Kreis Steinburg: StAItz Abt. 730, Nr. 2270.
[282] LAS Abt. 350, Nr. 4115.
[283] Vgl. LAS Abt. 405, Nr. 255.

8. Die Durchführung der Operation

Die Unfruchtbarmachungen durften nur in bestimmten Einrichtungen ausgeführt werden, die ein Runderlaß des Ministers des Inneren vom 16. Oktober 1934 bestimmte. Für den Kreis Steinburg waren dies neben der städtischen Krankenanstalt Julienstift und der Kriechauffstiftung in Itzehoe das Städtische Krankenhaus in Glückstadt, das Mencke-Stift in Wilster und als einzige Privatklinik die Frauenklinik Dr. Rettigs in Itzehoe.[284] Letzterer hatte von der Stadt Itzehoe die Genehmigung erhalten, im städtischen Kriechauffstift neun Betten mit seinen Kranken zu belegen.[285] Anfang 1939 ging er in den Ruhestand.[286] Der Leiter und operierende Chirurg des Städtischen Krankenhauses in Glückstadt, Dr. Robert Ramcke, war seit der Kommunalwahl vom März 1933 Stadtverordneter für die NSDAP und stellvertretender Stadtverordnetenvorsteher im Glückstädter Stadtparlament.[287] In den vier Steinburger Einrichtungen wurden allein bis 1939 mindestens 409 Personen auf der Grundlage des Gesetzes vom 14. Juli 1933 unfruchtbar gemacht. Hinzu kamen bis zum Jahr des Kriegsbeginns 138 Personen, die in mehr als 24 Einrichtungen außerhalb oder an unbekanntem Ort sterilisiert wurden (vgl. Tabelle 5). Erwähnt werden müssen vor allem das Krankenhaus in Schleswig mit 48 Operationen bis 1939 und Berlin-Moabit, wo 1935 elf Personen unfruchtbar gemacht wurden. In Schleswig wurde durch die vielen Einrichtungen der Betreuung Geisteskranker in und um Schleswig besonders viel sterilisiert.[288] Ein großer Teil der Operationen wurde in der Heil- und Pflegeanstalt Schleswig-Stadtfeld durchgeführt, so daß Theo Christiansen von einer "Krankenheilanstalt für Unfruchtbarmachung" spricht.[289] Da in Stadtfeld nur die Sterilisation von Männern zugelassen war, fanden 1934 und 1935 auch im Städtischen Krankenhaus Schleswig nahezu an jedem Arbeitstag Sterilisationen statt. Es waren daher meistens Frauen, die im städtischen Krankenhaus sterilisiert wurden. 1934 waren es 200 Sterilisationen von Dr. Boehm und 1935 125 von Dr. Abrahamsen. Auch aus folgenden Jahren sind ähnlich hohe Zahlen bekannt.

---

284 Vgl. Gütt/Rüdin/Ruttke (1936), S. 370.

285 Vgl. LAS Abt. 405, Nr. 250: "[...] dafür muß er die Kranken, für die die Stadt die Kosten tragen muß, unentgeltlich behandeln."

286 Vgl. ÄfN, Jg. 2, H. 6, 16.04.1939, S. 247: "Aus dem Arztregister Schleswig-Holstein wurden gestrichen: Dr. Richard Rettig, Itzehoe, auf eig. Antrag."

287 Vgl. *Glückstadt im Wandel der Zeiten*. Bd. 3, hrsg. von der Stadt Glückstadt, Glückstadt 1968, S. 217.

288 Vgl. Harald Jenner: *100 Jahre Krankenhaus Schleswig*. Neumünster 1990, S. 81-83.

289 Jenner (1990), S. 81.

Tabelle 4a: Die quantitative Dimension der Sterilisationspolitik im Kreis Steinburg auf den einzelnen "Erbgesundheits"-Verfahrensstufen

Jahr	Anzeigen (nur 1937-1945)	Anträge	EG-Beschlüße	Sterilisationen
1934	-	112	88	67
1935	-	102	84	83
1936	-	178	189	147
1937	147	247	169	127
1938	97	145	63	54
1939	88	115	45	49
1940	118	101	k.A.	24
1941	49	78	36	26
1942	56	36	39	11
1943	51	32	20	13
1944	48	21	17	8
1945	10	2	k.A.	1

Quelle: StAItz Abt. 730, Nr. 738 und 739 ("Verzeichnisse der Erbkranken");
Archiv Itz ("Register des EG Itzehoe")

Tabelle 5: Die vom Gesundheitsamt Itzehoe in den Jahren 1934 bis 1945 betriebenen Sterilisationen, geordnet nach den die Operationen ausführenden Einrichtungen

Sterilisationseinrichtung	Jahr 19.. 33	34	35	36	37	38	39	40	41	42	43	44	45	Gesamt
Itzehoe, Städtisches Krankenhaus Julienstift	0	19	15	55	63	18	12	3	10	7	6	2	0	**210**
Frauenklinik Dr. Rettig (im Krichauffstift)	0	7	5	15	4	0	0	0	0	0	0	0	0	**31**
Itzehoe, ohne Angabe der Einrichtung	0	0	0	10	4	10	9	9	1	1	0	0	0	**46**
Glückstadt, Städt. Krankenhaus	0	12	22	37	32	5	6	4	4	0	0	0	0	**124**
Wilster, Mencke-Stift	0	7	10	11	5	1	4	4	2	1	3	2	0	**50**
Kellinghusen	0	1	0	0	0	0	0	0	0	0	0	0	0	**1**
Kreis Steinburg, gesamt	**0**	**46**	**52**	**128**	**108**	**34**	**31**	**20**	**19**	**9**	**9**	**4**	**0**	**463**
Einrichtungen außerhalb des Kreises Steinburg														
Altona, Stadtkrankenhaus	0	0	0	0	0	1	0	0	0	0	0	0	0	**1**
Bad Segeberg, Kreiskrankenhaus	0	0	0	0	1	0	0	0	0	0	0	0	0	**1**
Berlin Moabit, Krankenhaus des Untersuchungsgefängnisses	0	0	11	0	0	0	0	0	0	0	0	0	0	**11**
Elmshorn, Städt. Krankenhaus	0	0	0	2	0	1	0	0	0	0	0	0	0	**3**
Flensburg, Diakonissenanstalt	0	0	0	0	0	0	2	0	0	0	0	0	0	**2**
Hamburg	0	0	0	0	0	0	1	0	0	0	0	0	0	**1**
Hamburg-Eppendorf	0	0	1	0	0	0	0	0	0	0	0	0	0	**1**
Hamburg-Finkenwerder, Frauenklinik	0	0	0	0	1	0	0	0	0	0	0	0	0	**1**
Kiel	0	0	0	2	0	0	0	0	2	1	0	0	0	**5**
Kiel, Frauenklinik	0	1	1	0	0	0	0	0	0	0	0	0	0	**2**
Köthen	0	0	0	0	0	0	1	0	0	0	0	0	0	**1**
Lübeck	0	1	0	0	0	0	0	0	0	0	0	0	0	**1**
Neumünster, Städt. Krankenhaus	0	1	0	0	0	1	1	0	0	0	0	0	0	**3**
Neustadt, Landesheil- und Pflegeanstalt	0	0	2	2	1	0	0	0	0	0	0	0	0	**5**
Bad Oldesloe, Kreiskrankenhaus	0	1	0	0	0	0	0	0	0	0	0	0	0	**1**
Pinneberg, Kreiskrankenhaus	0	0	0	0	0	0	1	0	0	0	0	0	0	**1**
Rendsburg, Städt. Krankenhaus	0	0	0	1	0	0	0	0	0	0	0	0	0	**1**
Schleswig, Städt. Krankenhaus	0	12	14	7	9	4	2	2	1	1	0	0	0	**52**
Stade	0	0	0	0	0	0	1	0	0	0	0	0	0	**1**
Treptow	0	0	0	0	1	0	0	0	0	0	0	0	0	**1**
Uetersen, Städt. Krankenhaus	0	0	0	1	0	0	0	0	0	0	0	0	0	**1**
Wedel, Städt. Krankenhaus	0	0	0	0	1	0	0	0	0	0	0	0	0	**1**
Wismar	0	0	1	0	0	0	0	0	0	0	0	0	0	**1**
Außerhalb des Kreises Steinburg, gesamt	**0**	**16**	**30**	**15**	**14**	**7**	**9**	**2**	**3**	**2**	**0**	**0**	**0**	**98**
ohne Einrichtungs- und Ortsangabe	0	5	1	4	5	13	9	2	4	0	4	4	1	**52**
Sterilisationen, gesamt	**0**	**67**	**83**	**147**	**127**	**54**	**49**	**24**	**26**	**11**	**13**	**8**	**1**	**612**

Quelle: StAItz Abt. 730, Nr. 738 und 739 ("Verzeichnisse der Erbkranken") unter ergänzender Hinzuziehung der Einzelfallakten aus Abt. 730.

Wenn wir uns nun nach Abschluß des in mehreren Schritten verlaufenen Sterilisationsverfahrens anschauen, bei welchen Menschen tatsächlich die Sterilisation durchgeführt wurde, wird deutlich, daß die Diagnosen, denen am ehestens der Vorwurf einer Sozialdiagnostik zu machen ist - der "angeborene Schwachsinn" und der "schwere Alkoholismus" -, im Endeffekt am häufigsten zur Operation führten (vgl. Tabelle 6). Bei beiden Diagnosen nimmt der Anteil an allen Fällen von der Anzeige über den Antrag zur Sterilisation zu, und zwar beim "Schwachsinn" von 66,2 über 68,9 auf 70%, beim "Alkoholismus" von 4,1 über 5,5 auf 7%. Damit wurden mehr als drei Viertel der GzVeN-Opfer aufgrund dieser beiden Diagnosen sterilisiert.

Tabelle 6: Die relative Häufigkeit der Diagnosen im Laufe des Sterilisationsverfahrens im Kreis Steinburg in den Jahren 1934 bis 1945

Diagnose	Anzeigen %	Anträge %	Sterilisation %
angeborener Schwachsinn	66,2	68,9	70,0
Schizophrenie	15,7	11,4	13,8
zirkuläres (manisch-depressives) Irresein	0,9	0,9	0,5
erbliche Fallsucht	10,0	9,6	7,4
Huntingtonsche Cholera	0,2	0,0	0,0
erbliche Blindheit	0,6	0,9	0,5
erbliche Taubheit	1,4	1,6	0,8
schwere körperliche Mißbildung	0,9	1,2	0,5
schwerer Alkoholismus	4,1	5,5	7,0
Ingesamt	**100,0**	**100,0**	**100,5**

Quelle: StAItz Abt. 730, Nr. 737 und 739 ("Verzeichnisse der Erbkranken", 1934 bis 1945)

9. Schwangerschaftsabbrüche aus eugenischer Indikation

Durch die Änderung des GzVeN vom 26. Juni 1935 war nach einem Sterilisationsbeschluß die Abtreibung bis zum 6. Monat der Schwangerschaft mit "Einwilligung der Schwangeren" zulässig. Um diese eingeschränkte Legalisierung der Abtreibung heute angemessen einordnen zu können, sollen an dieser Stelle zunächst einige Sätze zur NS-Abtreibungspolitik gesagt werden.

Im Rahmen der "positiven" Eugenik, der "positiven" Bevölkerungspolitik verfolgte der Nationalsozialismus eine "repressive Anti-Abtreibungspolitik".[290] Obgleich der § 218 RStGB nach 1933 nicht geändert worden war, wurde seine praktische Durchsetzung forciert. Zwar erreichten die Verurteilungszahlen nicht die Höhe, die sie in den Jahren der Weimarer Republik gehabt hatten, aber die durchschnittliche Höhe des Strafmaßes stieg wesentlich an. Als in den Jahren 1937 und 1938 in einigen Regionen Sonderkommandos der Gestapo zur Abtreibungsbekämpfung eingesetzt wurden und die Anzahl der Verurteilungen reichsweit auf 5.737 bzw. 6.983 anstieg, sah sich auch das Itzehoer Landgericht einer Verfahrensflut wegen Verstößen gegen den § 218 gegenüber. "Es wurde immer angenommen, daß viel abgetrieben wurde; man hätte aber niemals vermuten können, daß die Abtreibungsseuche diesen Umfang hätte annehmen können," schrieb der Itzehoer Amtsarzt Dr. Lehnerdt in seinem Jahresbericht 1938. In 66 Fällen seien Strafverfahren eingeleitet worden, die zu sieben Verurteilungen wegen Beihilfe, 38 wegen einfacher Atreibung, sieben wegen gewerbsmäßiger Abtreibung und 14 Einstellungen geführt hätten. Die Itzehoer Richter verhängten insgesamt 13 Gefängnisstrafen und 21 Jahre Zuchthausstrafen.[291] Am 9. März 1943 erging schließlich für das Reich eine "Verordnung zum Schutz von Ehe, Familie und Mutterschaft", die die Strafbestimmungen für "gewerbsmäßige Abtreibungen" verschärfte: die Todesstrafe drohte nun demjenigen, der "durch fortgesetzte Abtreibungen die Lebenskraft des deutschen Volkes" beeinträchtige. Entgegen der Mutmaßung von Gisela Bock[292] wurde dieser Paragraph auch auf Deutsche angewendet.[293]

Tatsächlich war seit Mitte 1935 die Abtreibung in Deutschland aber "nicht mehr verboten, sondern verstaatlicht."[294] Auch im Kreis Steinburg finden wir mehrere Fälle, in denen eine Zwangssterilisierung mit einem Schwangerschaftsabbruch verbunden wurde. Im Falle der landwirtschaftlichen Arbeiterin Fanny B. bleiben einige Fragen

---

[290] Bock (1986), S. 158.

[291] LAS Abt. 320 Steinburg Nr. 599 (Jahresbericht des Kreisarztes für 1938).

[292] Vgl. Bock (1986), S. 163.

[293] Das Sondergericht Frankfurt (Oder) verurteilte Heinrich Schulz aus Balkow, Kreis West-Sternberg, wegen neunfacher Abtreibung zum Tode; das Urteil wurde auch vollstreckt; vgl. SHT vom 16.05.1944.

[294] Bock (1986), S. 159.

offen. Am 14. April 1936 bat der Itzehoer stellvertretende Amtsarzt Dr. Stahmer das EG Altona um eine Verfahrensbeschleunigung, "da nach Aussage des Frauenarztes Dr. Rettig eine Schwangerschaft von 4 1/2 Monaten besteht, die im Anschluß an die Operation unterbrochen werden soll." Nachdem Fanny B. am 2. Juli 1936 unfruchtbar gemacht worden war, vermerkte der ärztliche Bericht keine Schwangerschaftsunterbrechung. Zu diesem Zeitpunkt muß die junge Frau aber schon seit sieben Monaten schwanger gewesen sein - eine Abtreibung wäre demnach auch nicht mehr zulässig gewesen.[295] Ein weiterer Fall belegt, daß im Falle eugenischer Abtreibungen die gesetzlich verlangten Fristen nicht so genau eingehalten wurden. Die 28jährige Erna O. war vom Sohn ihrer Arbeitgeberin geschwängert worden und bat ausdrücklich schriftlich um eine baldige Abtreibung. Obgleich die Schwangerschaft spätestens im März 1936 bestanden hatte, wurde die Frau erst am 3. Oktober des Jahres, also im 7. Monat ihrer Schwangerschaft, operiert.[296]

Auch "erbgesunde" Frauen, die angaben, von einem "erbkranken" Mann ein Kind zu erwarten, durften abtreiben. Insoweit ist die Angabe von Michaela Garn, die schreibt, daß ein derartiger Schwangerschaftsabbruch untersagt gewesen sei, weil die Nationalsozialisten Mißbrauch befürchtet hätten, in Zweifel zu ziehen.[297] Am 2. März 1936 wurde die Lehrerin N., die zu der Zeit in Itzehoe lebte, bei dem Kieler Professor Dr. Stertz vorstellig und teilte ihm mit, daß sie mit dem Itzehoer Dr. O. verlobt gewesen, von ihm am Ende des 3. Monats schwanger sei und nun - nach der Lösung der Verlobung - die Unterbrechung der Schwangerschaft aus eugenischer Indikation wünsche. Obgleich tatsächlich nicht sicher ist, wie ihr Anliegen beschieden wurde, bat der Kieler Arzt den Itzehoer Amtsarzt um eine Beschleunigung des gegen Dr. O. anhängigen "Erbgesundheitsverfahrens" wegen "Schizophrenie", um die Abtreibung noch vor Ablauf des 6. Schwangerschaftsmonats vornehmen zu lassen.[298] Andererseits begründete die Schwängerung durch einen "Gewohnheitsverbrecher", der zwar zu einem Jahr Zuchthaus verurteilt, aber ansonsten nicht für "erbkrank" erklärt worden war, keine eugenische Indikation.[299]

Keine eindeutigen Aussagen enthalten die Steinburger Akten zu dem Kernproblem dieser "eugenischen" Abtreibung: in welchem Maße war die vom Gesetz vorgeschriebene Zustimmung der betroffenen Frau gewährleistet? Auch wenn es historisch undifferenziert ist, davon zu sprechen, daß die Gesundheitsbehörden 1935 "ermächtigt" wurden, "'erbkranke' schwangere Frauen zur Abtreibung zu zwingen"[300], so

---

295 StAItz Abt. 730, Nr. 117.

296 Vgl. StAItz Abt. 730, Nr. 150.

297 Vgl. Michaela Garn: *Zwangsabtreibung und Abtreibungsverbot*. Zur Gutachterstelle der Hamburger Ärztekammer, S. 37. In: Angelika Ebbinghaus/Heidrun Kaupen-Haas/Karl-Heinz Roth (Hrsg.): *Heilen und Vernichten im Mustergau Hamburg*. Bevölkerungs- und Gesundheitspolitik im Dritten Reich, Hamburg 1984, S. 37-40.

298 StAItz Abt. 730, Nr. 146.

299 Vgl. LAS Abt. 405, Nr. 260 (Schreiben des Gesundheitsamtes Flensburg).

300 So Claudia Koonz ohne Angabe ihrer Quelle; höchstwahrscheinlich bezieht sie sich aber auf die GzVeN-Änderung vom 26.06.1935: Claudia Koonz: *Reaktionen katholischer und protestantischer Frauen in Deutschland auf die nationalsozialistische Sterilisationspolitik 1933-1937*, S.

existieren dennoch Hinweise darauf, daß die Ärzte und Amtsärzte die Frauen im Falle einer Zustimmungsverweigerung oder einer zögerlichen Haltung schwer unter Druck setzten. Anna X. aus Flensburg schrieb am 11. Januar 1943 an den Regierungspräsidenten: "[...] jedoch war ich schwanger und mußte mir auf Veranlassung meines Arztes das Kind abnehmen lassen."[301] Andererseits ist auch der Fall einer Frau aus Münsterdorf belegt, die im Juli 1934 zur Sterilisierung in die Klinik von Dr. Rettig in Itzehoe eingewiesen worden war, von diesem dann aber wieder nach Hause geschickt wurde: "Frau V. [...] mußte abgewiesen werden, da sie sich im III. / IV. Monat einer neuen Gravität befand. Als Zeitpunkt für die Sterilisierung wäre 6-8 Wochen nach der Entbindung, also Anfang Januar 1935, anzusetzen."[302] Andernorts mußten sich Frauen sogar während einer Schwangerschaft der Sterilisationsoperation unterziehen, ohne daß aber eine Abtreibung vorgenommen wurde.[303]

118. In: Siegele-Wenschkewitz/Stuchlik (1990), S. 114-136.

[301]   LAS Abt. 405, Nr. 260

[302]   StAItz Abt. 730, Nr. 2588.

[303]   Der ärztliche Bericht dieses sicherlich ungewöhnlichen Falles ist abgedruckt bei Vossen (1993), S. 103: "Es besteht eine Schwangerschaft am Ende des 5. Monats, die nicht unterbrochen worden ist."

10. Die Folgen des Sterilisationsbeschlusses und der Operation

10.1. Die unmittelbaren Folgen der Operation

10.1.1. Zur Operationsmethode

Der chirurgische Eingriff zur Durchführung der Unfruchtbarmachung unterschied sich hinsichtlich der Methode und der mit ihr jeweils verbundenen möglichen Komplikationen nicht unerheblich bei den beiden Geschlechtern. Während die Durchtrennung der männlichen Samenleiter ein anatomisch vergleichsweise geringfügiger Eingriff war, erforderte hingegen das Abbinden, Quetschen, Durchschneiden, Entfernen der weiblichen Eileiter fast immer einen Bauchschnitt mit Vollnarkose. Damals waren rund 100 Methoden der Sterilisation von Frauen bekannt.[304] Im Itzehoer Julienstift finden wir in den ärztlichen Operationsberichten unter der Rubrik "Art der Unfruchtbarmachung" bei Frauen in der Regel die knappe Beschreibung "durch Keilexcision aus Gebärmutter geschnitten und versenkt"[305], bei Männern wurde in der Regel "reseziert"[306], im Mencke-Stift in Wilster "excidiert und unterbunden"[307]. Nach diesem Eingriff, "Vasektomie" genannt, war nicht nur weiterhin eine Erektion möglich, sondern auch eine Ejakulation, wobei das Ejakulat allerdings keine Spermien mehr enthielt.

10.1.2. Tod der Sterilisierten

Amtlich wurde ein Todesrisiko von 0,5% bei Frauen und von 0,1% für Männer zugestanden.[308] Gisela Bock schätzt, daß die Gesamtzahl der unmittelbar oder mittelbar durch die Sterilisation Getöteten bei 5000 liegt, wobei rund 90% der Todesopfer Frauen gewesen seien.[309] Demnach wäre eine Letalität von zwischen 1,25 und 1,4% zu erwarten, wenn wir eine Gesamtzahl von zwischen 350.000 und 400.000 Unfruchtbarmachungen zugrunde legen.

Die überlieferten schleswig-holsteinischen Jahresberichte zur Durchführung des GzVeN verschweigen die Todesfälle. Verstreut in den Splitterbeständen des Schles-

---

[304] Vgl. Bock (1986), S. 374.
[305] Vgl. zum Beispiel StAItz Abt. 730, Nr. 211; Nr. 305.
[306] Vgl. zum Beispiel StAItz Abt. 730, Nr. 168; 252; 256; 299; 300; 319.
[307] StAItz Abt. 730, Nr. 152.
[308] Vgl. Bock (1986), S. 376.
[309] Vgl. ebenda (1986), S. 380.

wig-Holsteinischen Landesarchivs finden wir jedoch Hinweise auf mindestens 14 Frauen und Männer, deren Tod definitiv oder mit hoher Wahrscheinlichkeit auf die zuvor durchgeführte Sterilisationsoperation zurückzuführen war.[310] Da die Sterilisation der Frau mit weitaus größeren Risiken verbunden war als der vergleichsweise simple Eingriff beim Manne, sind entsprechend 13 der Todesopfer Frauen. Die häufigste Todesursache war die Lungenembolie. Im Kreis Steinburg wären bei etwa 650 Sterilisationsoperationen rein statistisch etwa acht Todesfälle zu erwarten. Tatsächlich ließ sich hier nur ein Todesfall nachweisen, der möglicherweise als Operationsfolge zu werten ist. Emma H., deren Sterilisation am 24. Oktober 1935 vom Altonaer Gericht beschlossen worden war, wurde am 11. Dezember 1935 von dem Itzehoer Frauenarzt Dr. Rettig unfruchtbar gemacht. Zwei Tage vor Weihnachten starb sie "an frischer Hirnhautentzündung und Rippenfellentzündung."[311] Tatsächlich scheint nur ein Bruchteil der Todesopfer überliefert worden zu sein, wie denn auch die einschlägige reichsweite Zählung geschönt gewesen sein muß: während die amtliche Statistik für 1934 89 Frauen und Männer zählte[312], die an der Operation starben, verzeichnete alleine das Städtische Krankenhaus Altona in jenem ersten Jahr drei Sterilisationstote.[313]

Für den Nachweis von Suizid als Folge seelischer Belastungen durch die drohende oder durchgeführte Operation ist die Quellenlage naturgemäß noch schlechter. So kann ein Suizid, sofern er zeitlich nicht unmittelbar auf einen Verfahrensschritt - sei es die Anordnung der Sterilisation, sei es die Aufforderung, sich ins Krankenhaus zu begeben, sei es die Durchführung[314] - folgt, auch durch die diagnostizierte Krankheit oder durch uns völlig unbekannte Faktoren ausgelöst worden sein. Entsprechend ist auch im Fall der 46jährigen A.R. kein abschließendes Urteil möglich: knapp sieben Jahre nach ihrer Sterilisation im Jahre 1935 aufgrund der Diagnose "zirkuläres Irresein" nimmt sie sich 1942 das Leben.[315]

---

[310] Vgl. LAS Abt. 405, Nr. 255 und Abt. 350, Nr. 4115; darüberhinaus erwähnt Ursula Krause in ihrer 1937 erschienenen Dissertation den Fall einer "schizophrenen" Patientin, die "18 Tage nach der Operation in einem akuten Anfall, der mit der vorangegangenen Operation noch in Zusammenhang stand, ad Exitum" kam; vgl. Krause (1937), S. 14.

[311] LAS Abt. 350, Nr. 4115.

[312] Vgl. Bock (1986), S. 379.

[313] Vgl. LAS Abt. 350, Nr. 4115.

[314] Vgl. ein Fall bei Daum/Deppe (1991), S. 130.

[315] Vgl. LAS Abt. 320 Steinburg Nr. 635 "Listen der Selbstmorde"; StAItz Abt. 730, Nr. 368; LAS Abt. 350 Nr. 4115 nennt zwei weitere Fälle: ein Mann, der wegen "schweren Alkoholismus" sterilisiert worden war, erhängte sich kurz nach der Operation 1934; ein "Schizophrener" sprang am 21. Februar 1935, neun Tage nachdem seine Unfruchtbarmachung beschlossen worden war, von der Holtenauer Hochbrücke. Der Vorsitzende des Kieler "Erbgesundheitsgerichts", Dr. Franzen, verwarf die Annahme eines ursächlichen Zusammenhangs mit dem Beschluß vom 12. Februar 1935 mit der fadenscheinigen Begründung, daß der Beschluß der Unfruchtbarmachung dem Vater und Pfleger des Unfruchtbarzumachenden erst am 2. März 1935 zugestellt worden sei.

10.1.3. Körperliche Folgen

Gerade bei der Sterilisation von Frauen barg die durchaus nicht ungefährliche Operation eine Vielzahl von möglichen Komplikationen. Schon Ursula Krause hatte 1937 in einer Untersuchung am Kieler Städtischen Krankenhaus in 21% der Fälle "Nebenerscheinungen" konstatiert, in 3,8% der Operationen sogar "erhebliche Komplikationen", wobei sie nur "nennenswerte Störungen" erfaßte.[316] Zu den körperlichen Folgen zählten verbreitete Narbenbildung, Schmerzen in der Narbe bei eintretender Wetterverschlechterung, Schmerzen und Spannungen in der Leistengegend oder beim Heben schwerer Lasten.[317] Christiane Rothmaler, die in ihrer Untersuchung zu Hamburg zwischen intraoperativen Auffälligkeiten und Komplikationen, postoperativen Frühkomplikationen und postoperativen Spätkomplikationen differenziert, berichtet, daß mindestens in einem Drittel der von ihr untersuchten Fälle Beschwerden in einem der drei Stadien aufgetreten sind. Allerdings vermutet sie, daß die Komplikationsrate viel höher war, da "wahrscheinlich in den formalen OP-Bestätigungen nicht grundsätzlich alle Komplikationen festgehalten wurden und zweitens, daß viel mehr Patienten unter den Spätfolgen ihrer Sterilisation litten als in den Akten angeführt."[318]

Die ärztlichen Berichte aus dem Kreis Steinburg vermerkten in aller Regel: "Die Operation verlief regelrecht." In Einzelfällen wurden Komplikationen entweder auf ein Fehlverhalten der Patientinnen während des Heilungsprozesses oder auf einen schon schlechten Gesundheitszustand vor der Operation zurückgeführt. Eine Dienstmädchen blieb Ende 1934 mehr als fünf Wochen im Menckestift, da sie "in ihrem Unverstand die Wunde aufkratzte" mit der Folge eines "Bauchdeckenabzesses".[319] Eine 35jährige Prostituierte hatte "schwerste alte entzündliche Veränderungen" an beiden Eileitern und Eierstöcken.[320]

10.1.4. Seelische Folgen

Schon Mitte der dreißiger Jahre analysierte der Kieler Doktorand Greggersen die Nachuntersuchungsergebnisse von zwangssterilisierten Männern. In diesem Zusammenhang erwähnte er auch seelische Störungen, die bei einigen der Probanden festgestellt worden waren: Störungen des Sexuallebens, Minderwertigkeitsgefühle und ähnliche Schädigungen der Persönlichkeit.[321] Im Kieler Städtischen Krankenhaus wurden etwa 10% der weiblichen Patienten aufgrund von meist hochgradigen Erregungszuständen, die aus der Operation resultierten, zur Weiterbehandlung in die Psychiatrische

---

316 Vgl. Krause (1937), S. 26.
317 Vgl. ebenda (1937), S. 34.
318 Rothmaler (1991), S. 191.
319 StAItz Abt. 730, Nr. 9.
320 StAItz Abt. 730, Nr. 318.
321 Vgl. Greggersen (193), S. 21 f.

Klinik verlegt.[322] Da die Itzehoer Akten grundsätzlich spätestens mit dem ärztlichen Bericht über den Operationsverlauf enden, erfahren wir über diese Art von Folgen bei Steinburger Sterilisationsopfern direkt nichts. Andererseits litten viele Patienten schon während des Verfahrens, wie sie persönlich mitteilten oder wie uns die Schilderungen von Angehörigen vermitteln.[323]

10.2. Rechtliche Konsequenzen des Sterilisationsbeschlusses

"Die Sterilisation bildet sowohl für den davon Betroffenen als für seine Verwandten, die nun als einer erbkranken Familie angehörend betrachtet werden müssen, einen Eingriff von weittragender Bedeutung für ihre Stellung im Rahmen der Volksgemeinschaft," erkannte Uwe Michaelsen schon 1937.[324] Angesichts der starken Beschneidung, die die "Erbkranken" in ihren Rechten erfuhren, kann Greggersens Beschwichtigung, "daß die Sterilisierten weiterhin einen vollkommenen Rechtsschutz genießen", als zynisch, ja falsch gewertet werden. Ebenso mißverständlich ist der Hinweis im "Ärzteblatt für Hamburg und Schleswig-Holstein", die Schweigepflicht sei "das beste Mittel", "jegliche weitere individuelle und materielle Belastung" des "Kranken" zu vermeiden[325]: denn die schwerste Belastung erlegte in vielerlei Hinsicht - wie im folgenden zu schildern (vgl. Kap. 10.2. und 10.3.) - der Staat dem Betroffenen auf; jenem gegenüber aber nützte keine Verschwiegenheit mehr. Tatsächlich war der "Minderwertige" ein Staatsbürger zweiter Klasse. An dieser Einschätzung ändern auch Strafgerichtsurteile zugunsten Sterilisierter nichts wie das des Itzehoer Schöffengerichts vom August 1939, ja sie bestärken sie angesichts der Strafhöhe möglicherweise noch: ein 52jähriger Einwohner des Lockstedter Lagers, der im Mai 1939 einen 33jährigen, der 1934 wegen Schwachsinns in Itzehoe sterilisiert worden war, und dessen Mutter in einem Nachbarschaftsstreit tätlich angegriffen "und mit 'Idioten' beschimpft" hatte, wurde "wegen Beleidigung mit leichter Körperverletzung" zu 50,- RM Geldstrafe verurteilt. Bei dieser Strafzumessung hatte das Gericht bereits berücksichtigt, daß der Angeklagte wegen ähnlicher Vergehen vorbestraft war.[326]

---

322   Vgl. Krause (1937), S. 22.

323   Ein sehr persönlicher Lebensbericht einer sterilisierten Frau ist das unter Pseudonym verfaßte Büchlein von Elisabeth Claasen: *Ich, die Steri.* Hannover 1987.

324   Michaelsen (1937), S. 3.

325   *Die Schweigepflicht im Rahmen des Gesetzes zur Verhütung erbkranken Nachwuchses.* In: ÄHSH, Jg. 3, Nr. 20 vom 17.05.1936, S. 238 f.

326   *"Streit mit Mutter und Sohn."* In: SHT vom 22.08.1939; vgl. auch StAItz Abt. 730, Nr. 450.

10.2.1. Eheverbote und Zerrüttung der Ehe

Am 18. Oktober 1935 trat das "Gesetz zum Schutze der Erbgesundheit des deutschen Volkes (Ehegesundheitsgesetz)" in Kraft. Schon NS-Mediziner hatten dieses Gesetz als "außerordentlich schwerwiegend" hinsichtlich seiner Folgen für die psychische Befindlichkeit vieler Betroffener erachtet.[327] Es bestimmte in § 1 Abs. 1 d), daß eine Ehe dann nicht geschlossen werden dürfe, "wenn einer der Verlobten an einer Erbkrankheit im Sinne des Gesetzes zur Verhütung erbkranken Nachwuchses leidet." Eine Eheschließung war dennoch möglich, wenn der andere Partner ebenfalls unfruchtbar war.[328] Das Eheverbot konnten der zuständige Amtsarzt oder ein Erbgesundheitsgericht aussprechen. Gegen diesen Beschluß existierte die Möglichkeit der Beschwerde beim "Erbgesundheitsgericht" respektive "Erbgesundheitsobergericht".

Beim Itzehoer Amtsgericht wurden in den Jahren 1937 bis 1944 insgesamt 19 "Ehegesundheitssachen" verhandelt, wobei diese alle in die Vorkriegszeit bis 1939 fielen.[329] Denn nach Kriegsausbruch sollten die "Erbgesundheitsgerichte" in Ehegesundheitssachen nicht mehr angerufen werden.[330] In sieben dieser Fälle (36,8%) lag kein gesetzliches Ehehindernis vor, in acht Fällen (42,1%) erteilte das Gericht die Eheerlaubnis und in vier Fällen (21,1%) wurde die Erlaubnis versagt, so daß die Verlobten ihren Antrag auf Erteilung der Eheerlaubnis zurückzogen. In diesen Zahlen nicht enthalten sind alle die Fälle, in denen die Verlobten schon die Ablehnung durch den Amtsarzt widerspruchslos hinnahmen. Im Ehegesundheitsverfahren konnte gleichzeitig die Sterilisation der oder eines der Antragsteller beschlossen werden.[331]

Betroffen waren von den Eheverboten in nicht unerheblichem Maße auch "erbgesunde" Menschen, die mit einem "Erbkranken" die Ehe eingehen wollten. Hierbei scheint die zeitgenössische Theorie zuzutreffen, daß sich ein "gesunder" Mann eher an eine "kranke" Frau bindet als daß sich eine "vollwertige" Frau einen "minderwertigen" Mann zum Partner sucht: in zwei Dritteln der in Itzehoe vor Gericht beurteilten Paare galt die Frau als "erbkrankverdächtig". Dabei fehlte manch einem das Verständnis für die tiefere Intention des Gesetzes. Sollte es doch im Falle von Sterilisierten nicht weiteren Nachwuchs verhindern - dazu diente schließlich die vorangegangene Operation -, sondern das "wertvolle Erbmaterial" des gesunden Menschen für den "Genpool" des Volkes nutzbar machen durch das Eingehen einer Ehe mit einem "erbbiologisch erwünschten" Partner. "Meine Verlobte ist unfruchtbar gemacht, so daß ein Nachwuchs ja garnicht in Frage kommt," äußerte ein "unbelasteter" Antragsteller in Unkenntnis der Erwartungen, die der Staat stillschweigend an ihn stellte.[332] Eine Ehe zwischen einem sterilisierten und einem nicht unter das GzVeN fallenden Partner war allerdings dann möglich, wenn der Staat auf Nachwuchs des "erbgesunden" Teils kei-

---

[327] Greggersen (193.), S. 26.

[328] RGBl 1935 I, S. 1246.

[329] Vgl. Archiv AG Itz, "Register in Ehegesundheitssachen".

[330] Vgl. § 7 Abs. 2 der Verordnung zur Durchführung des Gesetzes zur Verhütung erbkranken Nachwuchses und des Ehegesundheitsgesetzes vom 31.08.1939. In: RGBl I, S. 1560 f.

[331] Vgl. StAItz, Abt. 730, Nr. 718.

[332] StAItz Abt. 730, Nr. 715.

nen gesteigerten Wert legte: "Herr F. H. macht einen geistig nicht sehr hochwertigen Eindruck. Es geht kein wertvolles Erbgut verloren, wenn Herr H. durch die Ehe an die unfruchtbar gemachte M. T. gebunden wird. Ich empfehle deshalb, dem Brautpaar H.-T. die Ehegenehmigung zu geben, trotz Vorliegens eines Ehehindernisses," urteilte der Itzehoer Amtsarzt Dr. Schmedt - im März 1946![333] Insofern kam es Paaren, deren einer Teil zwangssterilisiert war, zugute, daß die Eheverbotsgründe weiter gefaßt waren als die Sterilisationsgründe des § 1 GzVeN. Als weiteres Erfordernis kam die Fähigkeit zur Führung eines eigenen ehelichen Haushaltes hinzu: "Ich glaube, dass die E. E. geistig und charakterlich so veranlagt ist, daß sie den Pflichten eines bescheidenen Land- und Arbeiterhaushaltes genügen kann. Eine geordnete Eheführung dürfte somit durchaus möglich sein."[334]

Der Itzehoer Amtsarzt Dr. Lehnerdt vertrat den - übrigens durchaus gesetzeskonformen - Standpunkt, daß die Ablehnung eines Antrags auf Unfruchtbarmachung nicht automatisch eine Eheerlaubnis nach sich ziehen sollte, sondern daß das "Erbgesundheitsgericht" in einem jeden Fall zu entscheiden habe. Schließlich, so argumentierte er in einem Fall, in dem das EOG die Unfruchtbarmachung der Braut abgelehnt hatte, wäre es "doch möglich, daß ich das Ehetauglichkeitszeugnis nunmehr nach § 1 Abs. 1 c) verweigern würde."[335] Das Ehehindernis des § 1 Abs. 1 c) - "wenn einer der Verlobten, ohne entmündigt zu sein, an einer geistigen Störung leidet, die die Ehe für die Volksgemeinschaft unerwünscht erscheinen läßt" - war so allgemein formuliert, daß hierunter viele für die Sterilisation abgelehnte "Erbkranke" hätten subsumiert werden können. Dennoch setzten die Richter einer weiten Auslegung gewisse Grenzen. So sollte das Vorhandensein einer "Erbkrankheit" bei einer Verwandten kein Grund sein, das Ehetauglichkeitszeugnis zu verweigern, wenn der betreffende Verlobte nicht selbst an einer "Erbkrankheit" litt.[336]

Für den Fall, daß abgelehnte Ehebewerber versuchten, eine verbotene Eheschließung zu "erschleichen", sah der § 4 des "Ehegesundheitsgesetzes" eine Gefängnisstrafe von nicht unter drei Monaten vor, wobei die Höhe des gesetzlich möglichen Strafmaßes nach oben nicht begrenzt war. Für den Landgerichtsbezirk Itzehoe konnte ein derartiger Verstoß gegen das Ehegesundheitsgesetz aus dem Jahre 1938 ermittelt werden. Die beiden Angeklagten aus Uetersen hatten bei der Bestellung des Aufgebots die Erklärung unterschrieben, daß Ehehindernisse bei ihnen nicht vorlägen. Tatsächlich waren beide wegen "angeborenen Schwachsinns" unfruchtbar gemacht und ein Antrag auf Ausnahmegenehmigung war abgelehnt worden. Die Große Strafkammer des Itzehoer Landgerichts verurteilte ihn zu einer zweimonatigen Gefängnisstrafe, während sie eine sechswöchige Strafe erhielt.[337] War es nicht bei dem Versuch der Eheschließung

333 StAItz Abt. 730, Nr. 473.

334 Amtsarzt Dr. Stahmer über die sterilisierte E.E. an den Regierungspräsidenten in Schleswig; StAItz Abt. 730, Nr. 2666.

335 StAItz Abt. 730, Nr. 2727.

336 Vgl. StAItz Abt. 730, Nr. 708.

337 Vgl. "*Verstoß gegen das Erbgesundheitsgesetz* ". In: NK vom 20.12.1938; im Januar 1945 verurteilte ein Rendsburger Gericht ein Paar zu jeweils vier Monaten Haft, da beide trotz Entmün-

geblieben, sondern war schon eine Ehe durch "Erschleichung" zustande gekommen, so wurde sie für nichtig erklärt.

In Einzelfällen haben anscheinend die Kosten des Verfahrens, die der Antragsteller zu tragen hatte[338], Ehewillige resigniert auf einen Trauschein verzichten lassen. Eine Frau nahm von einer Antragstellung Abstand, weil sie nach eigenen Angaben die erforderlichen RM 5,- nicht hatte zahlen können.[339]

Manche Verlobung oder auch Ehe zerbrach nach der Eröffnung eines Sterilisationsverfahrens gegen einen der Ehepartner. Die Verlobte eines promovierten "Schizophrenen", die von dem Mann ein Kind erwartete, trennte sich von ihm und beantragte beim Gesundheitsamt eine Schwangerschaftsunterbrechung aus "eugenischen Gründen", die ihr auch ohne Umstände bewilligt wurde.[340] Ein Glückstädter teilte dem Itzehoer Gesundheitsamt im April 1939 mit, "daß meine Braut mit meiner Unfruchtbarmachung jetzt nicht mehr einverstanden ist und daher auf eine Verbindung mit mir verzichtet." Aus seiner Sicht, so schrieb er, sei damit nun auch das Sterilisationsverfahren obsolet geworden.[341]

10.2.2. Streichung von Förderungen

Wer per Gerichtsbeschluß für "erbkrank" erklärt worden war, der mußte auf eine Vielzahl von staatlichen Vergünstigungen verzichten: "Proteste dagegen, zu Unrecht von den finanziellen Segnungen für 'Wertvolle' ausgeschlossen zu werden, durchziehen die Prozeßakten."[342]

10.2.2.1. Ehestandsdarlehen

Seit August 1933 konnten Ehemänner ein "Ehestandsdarlehen" beantragen, einen zinslosen Kredit in Höhe von 500,- bis 1000,- Reichsmark, der in "Bedarfsdeckungsscheinen" für Möbel und Hausrat ausgezahlt wurde, um die Gründung eines gemeinsamen Haushaltes zu fördern. Vorbedingung für das Darlehen war eine ärztliche Untersuchung, die der Fahndung nach Sterilisationskandidaten diente.[343] Die Unterstützung

digung und Unfruchtbarmachung der Frau wegen "angeborenen Schwachsinns" die Ehe geschlossen hatten; vgl. SHT vom 05.01.1945.

338 Vgl. StAItz Abt. 730, Nr. 710.

339 Vgl. StAItz Abt. 730, Nr. 720.

340 Vgl. StAItz Abt. 730, Nr. 146.

341 StAItz Abt. 730, Nr. 75.

342 Bock (1986), S. 280.

343 In Hamburg gerieten 9% aller untersuchten Fälle durch die Beantragung eines Ehetauglichkeitszeugnisses oder einer bevölkerungspolitischen Unterstützungsmaßnahme in das Sterilisationsverfahren. Vgl. Rothmaler (1991), S. 78.

galt nur Ehen, die "im Interesse der Volksgemeinschaft liegen".[344] Entsprechend wurden nach der amtsärztlichen Untersuchung etwa 2,8% der Ehestandsdarlehensbewerber zurückgewiesen. In 70% der Fälle lag die Zurückweisung darin begründet, daß mindestens einer der Bewerber an einer Krankheit litt oder verdächtig war, "eine Krankheit geerbt zu haben, die unter das GzVeN" fiel.[345]

10.2.2.2. Kinderbeihilfen und andere Unterstützungsformen

Trug eine Familie das Stigma "erbkrank", dann waren es in ganz erheblichem Maße die Kinder, die unter dem Ausschluß von staatlichen Sozialleistungen zu leiden hatten. Für die Bewilligung von Beihilfeleistungen galten die gleichen politischen und "medizinischen" Kriterien wie für die Ehestandsdarlehen.[346] Infolgedessen hatte die "erbkranke" Familie keinen Anspruch auf Kinderbeihilfe[347], Kinderreichenunterstützung oder Kleinkinderwohnungsbeihilfe, sie erhielt keinen Lastenausgleich, ihr wurde keine Haushaltshilfe zugewiesen und die Siedlereignung abgesprochen.[348]

Das gleiche galt für die KLV, die Kinderlandverschickung, in deren Rahmen die NSV gesundheitsgefährdete Kinder zur Erholung in ländliche Gebiete verschickte. "Die jetzt von der Schule eingeforderten Zeugnisse über das genannte Kind und seine schulpflichtigen Geschwister lauten so, daß alle Kinder unter Durchschnitt, ja zum Teil weit unter Durchschnitt begabt sind," heißt es im Sommer 1939 in der Ablehnungsbegründung zum KLV-Antrag für das achtjährige Kind eines an "Parkinsonismus post Encephalitis (Nervenleiden und Gehirngrippe)" erkrankten Mannes. "Hinzu kommt noch, daß sie faul und unaufmerksam sind und lügen und stehlen. Die mangelnde körperliche Sauberkeit dürfte in der schlechten Erziehung zu suchen sein. Eine Verschickung kann daher nicht befürwortet werden."[349]

Auch die Gewährung von Freistellen und Ausbildungsbeihilfen neben den gewährten Kinderbeihilfen war davon abhängig, daß "das zu unterstützende Kind erbgesund und geistig und sportlich entwicklungfähig ist." Für eine Förderung kämen "nur völlig gesunde, rassisch einwandfreie charakterlich saubere und erbgesundheitlich unbedenkliche Personen in Betracht."[350]

Das "Ehrenkreuz der deutschen Mutter", bekannt als "Mutterkreuz", das 1938 von der NSDAP als Auszeichnung in Form eines Ordens für die Mütter von vier oder mehr Kindern geschaffen worden war, war ebenfalls "nur deutschblütigen und 'erb-

---

344 Bock (1986), S. 147.
345 ÄHSH 2. Jg., Nr. 32, 11.08.1935, S. 381.
346 Vgl. Schmatzler (1994), S. 96; vgl. auch Fenner (1988), S. 54 ff.
347 Vgl. StAItz Abt. 730, Nr. 1660.
348 Vgl. Rothmaler (1991), S. 78.
349 StAItz Abt. 730, Nr. 1814.
350 "Nur erbgesunde Kinder erhalten Freistellen und Ausbildungsbeihilfen." In: NK vom 12.05. 1938.

tüchtigen' Frauen" zugedacht.[351] Damit wurde den ausgeschlossenen Müttern auch das "Ehrenbuch für die kinderreiche Familie" vorenthalten, ein Ausweis, mit dem kinderreiche Familien alle für sie verfügten Vergünstigungen in Anspruch nehmen konnten.[352]

10.2.3. Berufsverbote

Die Opfer des GzVeN waren auch von Berufsverboten betroffen, wenngleich der Katalog der ihnen verschlossenen Betätigungsfelder nicht den Umfang annahm, den er zum Beispiel für "Juden" in den späten 1930er Jahren besaß. Da "Erbkranken" der Besuch weiterführender Schulen verwehrt war[353], zog dies den Ausschluß aus den akademischen Berufen nach sich, sofern die Betroffenen ihre Ausbildung nicht schon zum Zeitpunkt des Sterilisationsverfahrens abgeschlossen hatten. Auch alle Berufe, die ein Gesundheitszeugnis erforderten, d.h. vor allem die sozialen Berufe blieben Zwangssterilisierten versperrt.[354] Vor Kriegsbeginn galten Sterilisierte als wehruntauglich und nicht verwendungsfähig für die Ableistung des achtmonatigen "Landjahres"[355] oder den Reichsarbeitsdienst,[356] im Zweiten Weltkrieg allerdings bediente sich das OKW manch eines Zwangssterilisierten als "Kanonenfutter"[357] bzw. zog Menschen ein, die zwar noch nicht sterilisiert, aber zur Sterilisation angezeigt waren.[358]

10.3. Soziale Folgen

Es ist nur zu erahnen, wie das soziale Umfeld der Sterilisierten auf deren Unfruchtbarmachung reagierte, wenn wir die vorweggenommenen Ängste der Opfer, in Beschwerdeschreiben formuliert, registrieren. Ihre tatsächlichen Erfahrungen werden in dem von den Akten abgedeckten Zeitraum - von der Anzeige bis zur Operation - nicht mehr erfaßt. Doch daß das Sterilisationsverfahren trotz strenger Schweigepflicht in jedem Falle Freunden, Bekannten und Nachbarn verborgen blieb, ist unwahrscheinlich. "Gerade das Versagen der 'Ehetüchtigkeit'," so Höck, "konnte nicht mehr als weitge-

---

351 Schmatzler (1994), S. 99.
352 Vgl. Kammer/Bartsch (1992), S. 53.
353 Vgl. Incesu (1988), S. 129.
354 Vgl. Sunderbrink (1992), S. 98 f.
355 Vgl. Annemarie Leppien/Jörn-Peter Leppien: *Mädel-Landjahr in Schleswig-Holstein*. Einblicke in ein Kapitel nationalsozialistischer Mädchenerziehung 1936-1940. Neumünster 1989, S. 8.
356 Vgl. Rothmaler (1991), S. 123.
357 Vgl. StAItz Abt. 730, Nr. 685.
358 So einen "Blinden" (StAItz Abt. 730, Nr. 739 (630)) und zwei "Schwachsinnige" (StAItz Abt. 730, Nr. 739 (572), Nr. 739 (592)).

hend im Intimbereich verbleibende Teilmaßnahme verstanden werden, sondern mußte in den meisten Fällen einer weiteren Öffentlichkeit bekannt werden und somit für den Betroffenen stark diskriminierend wirken."[359]

Zeitungsmeldungen geben Hinweise auf zumindest einen Problembereich: die Befürchtung, daß gerade sterilisierte, zumal "schwachsinnige" junge Frauen das Objekt sexueller Übergriffe geworden sein könnten. Ein solcher Fall aus dem Kreis Steinburg ist bekannt. Eine 21jährige aus Krempe[360] wurde am 9. September 1937 im Julienstift wegen "angeborenen Schwachsinns" sterilisiert. Zwei Monate später verurteilte das Landgericht Itzehoe den 69jährigen Michael G. aus Krempe zu einem Jahr Gefängnis, da er "an der geistesschwachen X. aus Krempe versuchte Notzucht begangen habe." Auch wenn Frauen wie diese 21jährige nun möglicherweise verstärkt männlichen Übergriffen ausgesetzt waren, so kann auch die schon vor der Operation vorgelegene relative Hilflosigkeit - bedingt durch eine starke intellektuelle Schwäche und mögliche eingeschränkte soziale Kompetenz - eine überdurchschnittliche Gefährdung bedeutet haben. Eine 17jährige aus Christianshütte wurde am 5. Juni 1937 von einem Heider Familienvater vergewaltigt - dieser zu einem Jahr Gefängnis verurteilt -, erst ein halbes Jahr später beschloß das Itzehoer EG ihre Unfruchtbarmachung.[361] Es muß also empirisch vorerst ungeklärt bleiben, ob durch die Sterilisationen tatsächlich "keine Vergehen gefördert worden" sind, wie Ursula Krause in apologetischer Absicht 1937 in einem Zitat aus einer kalifornischen Untersuchung behauptet.[362]

---

[359] Höck (1979), S. 118.

[360] Der entsprechende Zeitungsartikel nennt Vornamen und Nachnamensinitiale und ermöglicht somit die Zuordnung zur entsprechenden Sachakte: *Versuchte Notzucht an einer Geistesschwachen*. In: NK vom 19.11.1937; vgl. StAItz Abt. 730, Nr. 112.

[361] Vgl. *Sittenverbrechen an einer Geisteskranken*. In: NK vom 28.08.1937; vgl. Archiv AG Itz, Register-Nr. 221 / 1937.

[362] Krause (1937), S. 8.

11. Kritik an der nationalsozialistischen Sterilisationspolitik

Im organisierten politischen Widerstand gegen den Nationalsozialismus spielte die Sterilisationspolitik so gut wie keine Rolle.[363] Einzig von katholischer Seite kam organisierter und öffentlicher Widerstand von "Nicht"-Betroffenen. Im fast ausschließlich protestantischen Schleswig-Holstein ist von kirchlicher Seite bzw. aus religiösen Kreisen keine nennenswerte Reaktion auf das NS-Sterilisationsprogramm zu registrieren. Dafür, daß der fehlende Widerstand tatsächlich konfessionsbedingt ist, spricht der Umstand, daß unter den wenigen katholischen Krankeneinrichtungen in Schleswig-Holstein ein Fall von "institutioneller Verweigerung"[364] dokumentiert ist. Der leitende Arzt des katholischen St. Franziskus-Hospitals in Flensburg, einer "privaten Anstalt mit öffentlichem Charakter", lehnte im Frühjahr 1934 eine Aufnahme des Hospitals in das amtliche Verzeichnis der zur Durchführung von Sterilisationseingriffen befugten Institutionen "aus konfessionellen Gründen" ab.[365] Wenn der Meldorfer Amtsarzt Vellguth 1933 in einem Erfahrungsbericht über seine schon vor 1933 in Dithmarschen vorgenommenen eugenischen Sterilisationen schrieb, sie hätten "in der Öffentlichkeit nur Anerkennung gefunden, mit gelegentlicher Ausnahme von Geistlichen, welche die Sterilisation bald mit Kastration, bald mit Fruchtabtreibung verwechseln und eine Verwilderung der Sitten befürchten",[366] so mündete diese Skepsis protestantischer Geistlicher in den folgenden Jahren in keine nachweislich geäußerte Kritik. "Religiöse Bedenken habe ich noch nie geltend machen gehört," äußerte der Hamburger Medizinprofessor Gerhard Schäfer 1934, "sie dürften auch in unserer protestantischen Gegend kaum eine Rolle spielen."[367] Das Gegenteil war eher der Fall: das Kaltenkirchener evangelische Gemeindeblatt "Pflugschar und Meißel", das der Glaubensbewegung der "Deutschen Christen" nahestand, betonte bereits im Sommer 1934 die "Notwendigkeit der Ausmerzung erbkranken Nachwuchses"[368] und propagierte damit ein halbes Jahr nach Inkrafttreten des GzVeN vermutlich weniger avantgardistisch staatliche Tötungsmaßnahmen, wie Gerhard Hoch andeutet, sondern warb für das neue Sterilisationsgesetz. Einzelne Betroffene warfen sogar ihrem Gemeindepfarrer vor, das Sterilisationsverfahren gegen sie in Gang gebracht zu haben.[369]

---

363 Vgl. Bock (1986), S. 295.

364 Simon (1995), S. 146.

365 LAS Abt. 405, Nr. 257.

366 Vellguth (1933), S. 9.

367 Gerhard Schäfer: *Über einige Aufgaben des Arztes bei der Durchführung des Gesetzes zur Verhütung erbkranken Nachwuchses*, S. 136. In: ÄHSH, Jg. 1, Nr. 15, 22.03.1934, S. 136 f.

368 "Pflugschar und Meißel" vom 17.06.1934, zit. n. Gerhard Hoch: *Zwölf wiedergefundene Jahre.* Kaltenkirchen unter dem Hakenkreuz. Bad Bramstedt 1981, S. 142.

369 Vgl. StAItz Abt. 730, Nr. 228: "Wenn Sie lieber Herr Erbgesundheitsarzt auf die Anmeldung eines gewissen Herrn Pastor [...] in der Gemeinde [...] die Sache so hindrehen [...]."

Entsprechend konnte der Schleswiger Regierungspräsident noch im März 1935 dem Reichs- und Preußischen Minister des Innern vermelden: "Im allgemeinen sind bei der Durchführung des Gesetzes zur Verhütung erbkranken Nachwuchses im Bezirk keine besonderen Schwierigkeiten aufgetreten. [...] Eine gegen das Gesetz gerichtete Propaganda hat sich im Bezirk bisher nicht bemerkbar gemacht."[370]

Dennoch existieren verschiedene Hinweise auf einen zunehmend wachsenden Unmut in der Bevölkerung gegen die "negative Rassenpolitik". Schon im Januar 1935 vermutete der Vorsitzende der schleswig-holsteinischen Ärztekammer, der Neumünsteraner Arzt Dr. med. Köhler, daß der Flensburger praktische Arzt Dr. med. Kohrs eine "weitere Mitarbeit als nicht beamtetes Mitglied des Erbgesundheitsgerichts in Flensburg" deshalb ablehnte, weil seine richterliche Tätigkeit zu einer "Schädigung seiner Praxis" geführt hatte.[371] Der Kieler Medizinstudent Greggersen schrieb 1939 in seiner Dissertation, daß es genug "gewissenlose Menschen" gäbe, die die Äußerungen der betroffenen "charakterlich minderwertigen Persönlichkeiten" - gemeint sind die Opfer der Sterilisation - über ihre Leiden "als Ausgangspunkt für eine Hetzpropaganda gegen das Erbgesundheitsgesetz benutzen".[372]

Die Unpopularität und der wachsende Widerstand reichten immerhin, um die Sterilisationspolitik um 1937 in eine Krise zu führen, so daß in diesem Jahr dazu geraten wurde, den Sterilisationseifer zu mäßigen.[373] Der Hauptgrund für diesen weit verbreiteten Unmut scheint darin gelegen zu haben, daß sich "die Zielgruppe der Sterilisationspolitik nicht mit dem von den Nationalsozialisten propagierten Bild der 'Erbkranken'" deckte.[374]

---

[370] LAS Abt. 405, Nr. 257.

[371] LAS Abt. 405, Nr. 257.

[372] Greggersen (1939), S. 38.

[373] Vgl. Bock (1986), S. 207.

[374] Krause (1994), S. 86.

12. Reaktionen der Betroffenen und ihrer Angehörigen: von der "Freiwilligkeit" über Resignation zu den "Akten nicht angepaßten Handelns"

Die "Erbgesundheitsgerichts"-Akten enthalten verschiedene Dokumente, in denen die Opfer der Sterilisation persönlich zu Wort kommen, wobei der Authentizitätsgrad je nach Dokumentenform variiert. In jedem Fall müssen wir uns natürlich bewußt sein, daß sich die betroffenen Menschen gegenüber einer obrigkeitlichen Behörde äußerten und ihre Einlassungen in den meisten Fällen auf diese Situation abgestimmt zu haben scheinen. Hier sind zunächst einmal einzelne Antworten auf den Intelligenzprüfungs- bögen zu berücksichtigen, die die Persönlichkeit des Untersuchten durchscheinen las- sen. Eine weitere Quelle sind die Vernehmungsprotokolle vor den Amtsgerichten, wenngleich diese ebenfalls, wenn auch in geringerem Maße als die Intelligenztests, sprachlich standardisiert sind. Einen tieferen Einblick in Denken und Fühlen der zu sterilisierenden Menschen geben ihre schriftlichen Eingaben an Amtsärzte oder Sterili- sationsgerichte. Allerdings sind diese Schreiben in vielen Fällen von Vertrauensperso- nen niedergeschrieben, wenn nicht sogar inhaltlich entworfen und sprachlich formu- liert worden; die fehlende Übereinstimmung zwischen der Handschrift des Schreibens und der Unterschrift erscheint als ein relativ sicherer Hinweis für eine erfolgte Hilfe- stellung.

Ein Großteil der zur Sterilisation angezeigten Menschen lebte in seiner Familie, so daß ein derartig schwerwiegender Eingriff auch die Angehörigen unmittelbar be- rührte. Hinzu kam natürlich, daß die Anordnung der Unfruchtbarmachung in den al- lermeisten Fällen zugleich eine Aussage über den "Erbwert"der Familie des zu Sterili- sierenden beinhaltete. Gerade im Falle der sozialen Diagnose "Schwachsinn" war denn auch das Ausmaß der konkreten "Familienverfolgung" "größer, als zunächst zu vermu- ten war."[375] Aus diesen Gründen finden wir zahlreiche Stellungnahmen von Angehö- rigen, die sich in den mündlichen Vernehmungen vor den Gerichten äußerten oder schriftliche Eingaben aufsetzten. Das Spektrum der Haltungen zur Unfruchtbarma- chung der eigenen Kinder oder - vereinzelt - Enkelkinder, der Ehepartner oder der Ge- schwister ist vielfältig und soll im Kontext der Reaktionen der unmittelbar Betroffenen geschildert werden.

---

[375] Rothmaler (1991), S. 99.

12.1. Sterilisation "im Interesse" der Betroffenen

"Ein Gesetz zur Sterilisation 'Minderwertiger' durfte bestenfalls 'Einwilligung', aber keine Freiwilligkeit vorsehen," konstatiert Gisela Bock, ja "es mußte zu einem Gesetz gegen freiwillige Sterilisation werden."[376] Eine Minderheit der Sterilisierten scheint aus praktischen Erwägungen heraus - zum Beispiel aus Gründen der Empfängnisverhütung - der eigenen Unfruchtbarmachung gegenüber positiv eingestellt gewesen zu sein. Wie unsicher die Abgabe eines Urteils über den tatsächlichen Willen des Betroffenen anhand der Aktenlage im Einzelfall aber ist, zeigen Fälle wie der der Henny B., die sich bei der Vernehmung vor dem Itzehoer Amtsgericht mit dem Eingriff einverstanden erklärt: "Ich bin damit einverstanden, daß ich unfruchtbar gemacht werde, da ich keine Kinder mehr haben will."[377] Zwei Monate später zieht sie vor dem "Erbgesundheitsgericht" Altona ihre Einverständniserklärung wieder zurück. Einen erklärenden Hinweis auf das Motiv für diesen Sinneswandel mag ihre Bemerkung im ersten Verhör, daß sie nicht krank sei, geben: Henny B. scheute möglicherweise weniger die Infertilität als das gerichtliche Verdikt, daß sie "schwachsinnig" sei.[378]

Die meisten Sterilisanden waren keine erklärten Regimegegner, nicht wenige verstanden sich gar als überzeugte Nationalsozialisten. Mehrere der Betroffenen, zumal die redegewandten unter ihnen, und viele Angehörige hießen das "Erbkrankengesetz" ausdrücklich gut. Im September 1938 erreichte das Itzehoer "Erbgesundheitsgericht" die Eingabe eines Vaters aus Uetersen zum Verfahren gegen seine Tochter, eine 25jährige Hausgehilfin: "Sollte beschlossen worden sein, daß die Unfruchtbarmachung nicht durchgeführt wird, so bitte ich, die Unfruchtbarmachung dennoch durchzuführen, da meine Tochter geistig weit zurück ist und sogar von meinem Hausarzt Herrn Dr. Bolte, Uetersen, der Antrag auf Unfruchtbarmachung gestellt wurde. Herr Dr. Bolte kennt meine Tochter genau und weiß, daß sie geistig weit zurück ist. Wie wir jetzt aus ihr herausbekommen fühlt sie sich Mutter. Da sie niemals ein gesundes Kind zur Welt bringen wird, bitte ich nochmals die Unfruchtbarmachung durchzuführen. Im nationalsozialistischen Staate ist es nicht mehr angängig, daß ein krankes Kind zur Welt gebracht wird, welches hier der Fall sein würde, denn wir alle müssen dafür sorgen, daß das deutsche Volk erbgesund bleibt. Heil Hitler."[379] Ein anderer Vater wollte die von ihm selbst gewünschte Entscheidung zugunsten der "Erbgesundheit" des deutschen Volkes immerhin seinem Sohn selbst überlassen: "Wenn mein Sohn so vernünftig ist und selbst den Antrag stellt auf seine Unfruchtbarmachung, dann gebe ich dazu gerne meine Zustimmung."[380]

Typisch ist die grundsätzliche Befürwortung des Institutes Zwangssterilisation, während aber die Unfruchtbarmachung der eigenen Person oder naher Angehöriger für

---

376 Bock (1986), S. 53.
377 StAItz Abt. 730, Nr. 105; vgl. auch StAItz Abt. 730, Nr. 170: "weil ich keine Kinder mehr haben will."
378 So auch Bock (1986), S. 229.
379 StAItz Abt. 730, Nr. 479.
380 StAItz Abt. 730, Nr. 99, im Oktober 1934 vor dem Amtsgericht Glückstadt.

eine krasse Fehlentscheidung gehalten wird. "Daß - mit Einwilligen der Eltern - Schwerkranke, 100%ig lebenslänglich dem Staat zur Last fallende Idioten sterilisiert werden, ist richtig und Gesetz. Sie werden wohl zugeben, daß ich weder unter die Idioten noch unter Verbrecher falle," schrieb ein "Schizophrener", der sich als Kommunist verstand und VVN-Mitglied war, noch 1947 dem Itzehoer Staatsanwalt.[381] In einem Fall erhob ein junger Verwaltungsbeamter, der die Existenz des GzVeN grundsätzlich befürwortete, Einspruch gegen die wegen "Epilepsie" angeordnete Unfruchtbarmachung eines Bruders, während er die Eingriffe bei anderen seiner Geschwister wiederum befürwortete: "Ich kann mir nicht vorstellen, daß ein Erbgesundheitsobergericht es billige, daß ein so wichtiges Gesetz wie das 'Gesetz zur Verhütung erbkranken Nachwuchses' verkehrt angewandt wird."[382] Diese Differenzierung begründete er mit seiner persönlichen Einschätzung der unterschiedlichen intellektuellen Fähigkeiten seiner Familienmitglieder. Sein Schreiben schloß er mit einer konsequenterweise systemimmanenten Kritik, ohne nicht dennoch für eigene Angehörige eine Lanze zu brechen: "So wie ich das Gesetz kenne, müßten bei einem erbkranken Vater auch die Kinder sterilisiert werden. Man könnte so aufgrund eines Fehlgriffs eine ganze Familie ausrotten, die sich Jahrhunderte hindurch reich vermehrt hat und im Durchschnitt ein hohes Alter erreicht haben und sich zum großen Teil aus mittleren Beamten zusammensetzt. Mit den bevölkerungspolitischen Ansichten des heutigen Staates ist das wohl nicht in Einklang zu bringen."

12.2. Resignatives Fügen

Unter denjenigen, die der Einleitung eines Sterilisationsverfahrens einerseits keinen Widerstand entgegensetzen, andererseits ihr aber auch nicht zustimmten, finden wir Menschen, die augenscheinlich von vornherein sehr gleichgültig waren, aber auch andere, die sich dem Zwang fügten, weil sie die Erfolgschancen einer Gegenwehr für gering erachteten.

Zur ersten Gruppe gehörte der 37jährige Hermann M., der als "Arbeitsscheuer" in die Landesarbeitsanstalt Glückstadt eingeliefert worden war und nun wegen "Schizophrenie" sterilisiert werden sollte. Zu seinem Verhör vor dem Glückstädter Amtsgericht notierte das Protokoll: "Auf Befragen, wie er sich zu der Operation stelle, ob er damit einverstanden sei oder widerspreche, zuckt er nur mit den Schultern und meint, er kenne nichts davon.[…] Ich habe keine besonderen Wünsche und habe zur Sache auch nichts mehr anzugeben."[383]

---

381   LAS Abt. 352, Nr. 528.
382   StAItz Abt. 730, Nr. 547.
383   StAItz Abt. 730, Nr. 30.

Häufig finden wir den resignierten Glauben der Probanden, daß ein Aufbäumen gegen staatliche Anordnungen letztlich keinen Erfolg verspricht: "denn ich komme doch nicht drum herum."[384]

In einer Situation, die - von den theoretischen rechtlichen Möglichkeiten der Beschwerde und der Wiederaufnahme einmal abgesehen - tatsächlich ziemlich ausweglos war, befanden sich Anstaltsinsassen, deren Entlassung an die vorherige Unfruchtbarmachung geknüpft wurde. Den Richtern war selbstverständlich bewußt, daß die Insassen den Antrag ausschließlich deshalb unterstützten, um die Anstalt verlassen zu dürfen. Im Falle eines "schweren Alkoholikers" schien der Glückstädter Amtsgerichtsrat Dr. Ohlen den mangelnden Widerstand gegen das Sterilisationsverfahren als ein weiteres Indiz für die verwerfliche Willensschwäche des 53jährigen Mannes zu werten: "Der Proband machte einen freundlichen, gelassenen Eindruck. Ihm scheint es darauf anzukommen, durch die Unfruchtbarmachung zu erreichen, daß er aus der Anstalt entlassen wird. Ich glaube kaum, daß er das Trinken in Zukunft unterlassen wird, da er ziemlich willensschwach zu sein scheint."[385]

Auch manche Eltern verhielten sich indifferent zur bevorstehenden Sterilisation ihrer Kinder. "Auf die Frage, ob ich die Unfruchtbarmachung meines Sohnes für nötig halte, erwidere ich, daß ich keine Verantwortung übernehmen kann. Mir ist es gleich, ob mein Sohn unfruchtbar gemacht wird," äußerte im Juli 1935 der Vater eines 35jährigen "Schwachsinnigen" vor dem Amtsgericht Wilster.[386] Obrigkeitshörigkeit verknüpft mit dem Eingeständnis mangelnder Kompetenz, sich ein eigenes Urteil zu bilden, klang bei Angehörigen mehrmals an: "Wenn es notwendig ist, ist es besser, daß es gemacht wird."[387] Hatten Eltern keine Einwände gegen die Sterilisation, so lag ihnen, die häufig zur nahezu mittellosen Unterschicht gehörten, daran, zumindest finanziell schadlos zu bleiben und nicht durch Operations- und Fahrkosten belastet zu werden. Im Juni 1937 schrieb ein Vater an das Itzehoer Sterilisationsgericht, "daß ich damit einverstanden bin, nur daß mir keine Unkosten entstehen, da ich doch nicht in der Lage bin, zu bezahlen. Und möchte wünschen, daß es im Glückstädter Krankenhaus geschehen möchte."[388]

12.3. Der "Widerstand" der Betroffenen: "Akte nicht angepaßten Handelns"

Im folgenden Kapitel sollen diejenigen der unter dem GzVeN verfolgten Menschen Berücksichtigung finden, die sich nicht ohne weiteres den an sie herangetragenen staatlichen Forderungen beugten. In den vergangenen Jahren diskutierte die NS-Forschung eingehend, welche Handlungen noch respektive schon den Begriff des

---

[384] StAItz Abt. 730, Nr. 33.

[385] StAItz Abt. 730, Nr. 116.

[386] StAItz Abt. 730, Nr. 454.

[387] StAItz Abt. 730, Nr. 387; so ein Vater.

[388] StAItz Abt. 730, Nr. 112.

"Widerstands" für sich beanspruchen könnten und welches Verhalten mit anderen Begriffen etikettiert werden müßte, um der Gefahr einer Aufweichung des "Widerstands"-Begriffes zu begegnen. Da an dieser Stelle eine derartige Diskussion nicht in extenso geführt werden kann, sei in diesem Punkt auf Elke Imbergers Dissertation "Widerstand 'von unten'" verwiesen, die eine knappe Übersicht der vertretenen Standpunkte bietet.[389] Soviel kann zumindest vorab festgestellt werden: es handelt sich bei den hier untersuchten Handlungen um "Akte nicht angepaßten Handelns"[390], die allerdings in der ganz überwiegenden Mehrheit der Fälle als situations- und interessengebundene Aktionen nur Ausfluß einer "Teilopposition" gegen das NS-Regime sind.

Während die untere Mittelschicht den "legalen" Weg des Widerstandes vorzog und sich damit in den ihr vom Staate vorgeschriebenen Bahnen bewegte, entschieden sich die Unterschichten eher für die direkte Verweigerung. Dabei mußten sie aber die entsprechenden Konsequenzen wie Verfolgung und polizeiliche Zuführung auf sich nehmen. In der Erwartung, daß sich nicht alle Sterilisanden dem "Erbgesundheitsverfahren" willig unterwerfen würden, sah schon das GzVeN in unterschiedlichen Verfahrensstadien die Möglichkeit staatlichen Zwanges vor. Wer dem Termin vor einem Sterilisationsgericht "unentschuldigt" fernblieb, konnte vorgeführt werden (§ 7 GzVeN), ebenso war die "Anwendung unmittelbaren Zwanges zulässig", um den Unfruchtbarzumachenden einer Krankenanstalt zuzuführen (§ 12 GzVeN). Tatsächlich war schon die Vorführung zur ersten ärztlichen Untersuchung im Gesundheitsamt mit polizeilicher Unterstützung möglich.

Obgleich das "Verzeichnis der Erbkranken" seit 1937 zwei eigene Rubriken vorsah, um Zwangsmaßnahmen bei der Vorführung oder bei der Ausführung zu vermerken, wurden tatsächlich erfolgte Gewaltmaßnahmen dort nicht registriert. Den zwei Fällen, die das Buch notiert, steht eine Vielzahl von anhand der Akten nachgewiesenen polizeilichen Vorführungen gegenüber, die aber mangels einer Totalerfassung des Aktenbestandes nicht abschließend quantifiziert werden können.

Die simpelste Form der Widersetzlichkeit war die Einnahme einer Verweigerungshaltung, das "Sich-totstellen", das aber letztendlich, sofern es sich auf ein reines Abwarten im eigenen Hause beschränkte, in seiner Wirksamkeit dem sprichwörtlichen "Kopf-in-den-Sand-stecken" gleichkam. Auf allen Ebenen des Verfahrens konnten die Betroffenen behördliche Anordnungen zunächst unbeachtet lassen, sei es die Vorladung zur amtsärztlichen Untersuchung im Gesundheitsamt, die Ladung zum Verhandlungstermin beim "Erbgesundheitsgericht" oder schließlich die Aufforderung, sich zur Sterilisation in einer entsprechenden Einrichtung einzufinden. Der nationalsozialistische Staat reagierte in jedem Fall zunächst mit der Androhung von Zwangsmaßnahmen, um diese bei einer fortgesetzten Verweigerungshaltung auch de facto umzu-

---

[389] Vgl. Elke Imberger: *Widerstand "von unten"*. Widerstand und Dissens aus den Reihen der Arbeiterbewegung und der Zeugen Jehovas in Lübeck und Schleswig-Holstein 1933-1945. Neumünster 1991, S. 12-27.

[390] Detlev Peukert: *Alltag unterm Nationalsozialismus*. S. 43. In: Ulrich Herrmann (Hrsg.): *"Die Formung des Volksgenossen"*. Der "Erziehungsstaat" des Dritten Reiches. Weinheim und Basel 1985, S. 40-64.

setzen. Viele Betroffene fügten sich schon der Androhung einer polizeilichen Vorführung, andere konnten erst mit Gewalt den zuständigen Institutionen zugeführt werden. "Die Frau S. wurde zur Operation polizeilich vorgeführt,"[391] heißt es dann lapidar. Was für Szenen sich nach Zwangsvorführungen in den Krankenhäusern abspielten, wird nur selten angedeutet: im November 1935 hatte ein Patient im Mencke-Stift in Wilster "Tobsuchtsanfälle und wurde für die Umgebung gefährlich. Selbst zu Hause in Rumfleth," so der Bericht Dr. Günthers, "konnte er nicht bleiben", so daß der Mann neun Tage nach der Operation in die Landesheilanstalt Schleswig befördert wurde.

Manch einer kündigte seinen Widerstand brieflich an. "Und solange diese Geschichte nicht aus der Welt ist, lasse ich mich in Kellinghusen nicht wieder sehen. Und sollten Sie mir vielleicht zwingen wollen, dann fahre ich über die Grenze. Oder glauben Sie vielleicht, meine Herren, daß man da ohne Paß nicht rüber kommt. Die ist ca. 40 km von hier entfernt. War vorigen Sonntag erst da. Sie können wohl Dümmere sich dafür aussuchen, aber nicht einen Vollmenschen, der in die Welt schon gewesen ist und kennt und sich bewegen kann wie er soll. Und dann können die ja für meine Familie aufkommen. Jedenfalls gebe ich da dann keinen Pfennig mehr," schrieb ein 35jähriger "schizophrener" Holzpantoffelmacher. Zwei Monate später wurde er in Itzehoe operiert.[392] Andere, die ihre Flucht ins Ausland ankündigten, waren wenigstens zeitweilig erfolgreicher.[393]

Ausländer wurden in der Regel vor die Wahl gestellt, sich entweder dem Verfahren zu unterwerfen oder das Reichsgebiet zu verlassen. Diese Möglichkeit bestand nicht für Personen, die überhaupt keine Staatsangehörigkeit besaßen. Der 27jährige Itzehoer L., dessen Großvater 1915 aus Schweden nach Lockstedter Lager gekommen war, hoffte, daß seine Staatenlosigkeit ihn vor der Sterilisation - er litt angeblich an Epilepsie - bewahren würde. Der Itzehoer Amtsarzt Dr. Lehnerdt eröffnete ihm daraufhin "gemäß des Erlasses des Reichs- und Preußischen Ministers des Innern [...] vom 14. Dezember 1934 [...], daß es nicht geduldet werden kann, daß sich Ausländer der Durchführung des Gesetzes des Gastlandes widersetzen" - wobei, wie gesagt, ergänzt werden müßte: "ohne Deutschland zu verlassen." L., dessen Situation als "Staatenloser" anders gelagert war, habe daraufhin gedroht, daß er sich das Leben nehmen würde, falls Zwangsmaßnahmen gegen ihn angewendet werden würden. Ein Vierteljahr später kündigte er an: "Ich werde das deutsche Reichsgebiet verlassen, um zur See zu fahren und die Kinder hier zu lassen oder zu meiner Schwester in Polen zu fahren (Groß-Kliesch im früheren Westpreußen) und die Kinder mitzunehmen." Amtsarzt Dr. Lehnerdt ließ telephonisch den Itzehoer Kriminalassistenten Heinrich Glunz verständigen; wenige Wochen später wurde L. im Itzehoer Julienstift unfruchtbar gemacht.[394]

Bemerkenswerterweise befürwortete der schleswig-holsteinische Regierungspräsident eine Flucht ins Ausland, zumindest in den Fällen, in denen die Betroffenen zwar deutsche Staatsangehörige, aber zudem Angehörige nationaler Minderheiten waren. Im

---

391 StAItz Abt. 730, Nr. 489.
392 StAItz Abt. 730, Nr. 144.
393 Vgl. StAItz Abt. 730, Nr. 2654.
394 StAItz Abt. 730, Nr. 2695.

Februar 1939 hegte das Präsidium keine Bedenken, einem 31jährigen Flensburger Arbeiter die "Möglichkeit der Abwanderung nach Dänemark [...] zu geben", da der Mann angegeben hatte, der dänischen Minderheit anzugehören.[395]

In mehreren Fällen waren es Seeleute, derer die Behörden nur schwer habhaft zu werden vermochten. Der 16jährige Karl-Heinz J., eigentlich ein landwirtschaftlicher Arbeiter, heuerte ein Vierteljahr nachdem das Itzehoer "Erbgesundheitsgericht" seine Sterilisation beschlossen hatte, am 24. Januar 1938 auf dem Hamburger Leichter "Theo Kiehn" als Schiffsjunge an; währenddessen betrieben seine Eltern das Beschwerdeverfahren beim EOG Kiel. J. selber kam, obwohl sein persönliches Erscheinen angeordnet war, weder zum EOG-Termin noch begab er sich anschließend in die Landesheilanstalt Neustadt i.H., wo er für drei Wochen zur Vorbereitung eines Gutachtens untergebracht werden sollte. Als die Eltern seit etwa Mai 1938 verschiedene Rückfragen bezüglich des derzeitigen Aufenthaltsortes ihres Sohnes nicht mehr beantworteten, wandte sich das EOG Kiel an die Itzehoer Polizeiverwaltung. Anfang August 1938 muß dann die Festnahme des 16jährigen erfolgt sein, denn der Itzehoer Gerichtsvollzieher fragte an, ob der Transport des Jungen "mittels Kraftwagen erfolgen kann. (Ferner ob ich einen Begleiter annehmen kann.)" Denn, so erklärte er die erhöhten Sicherheitsmaßnahmen, J. werde sicher Schwierigkeiten machen: "die Familie ist als friedlich nicht bekannt." Aus Kostengründen verwies das EOG den Gerichtsvollzieher auf die Bahnbenutzung und lehnte selbst die Mitnahme eines Begleiters ab. Die Neustädter Klinik diagnostizierte in einem 23seitigen Gutachten "angeborenen Schwachsinn mäßigen Grades." Als das EOG Kiel die Beschwerde am 28. September 1938 zurückwies, geschah dies in Abwesenheit des Beschwerdeführers: J. fuhr wieder zur See. Erst neun Monate später wurde er von Prof. Dr. Zoeppritz im Itzehoer Julienstift sterilisiert.[396] Ein anderer junger Itzehoer, der ebenfalls zur Vorbereitung einer EOG-Entscheidung in die LHA Neustadt eingewiesen werden sollte, wurde am 21. Februar 1938 von Bord des Hamburger Dampfers "Ursula Rickmers", auf der er als Trimmer fuhr, verhaftet.[397]

Im übrigen konnten flüchtige Sterilisanden im "Deutschen Kriminalpolizeiblatt" zur Fahndung ausgeschrieben werden. Dort wurde die Suchanzeige unter "Abschnitt J, Aufenthaltsermittlungen ohne Angabe des Grundes" veröffentlicht,[398] um die gesetzlich verlangte Geheimhaltung in "Erbgesundheitssachen" zu gewährleisten.

---

[395] LAS Abt. 405, Nr. 255.

[396] StAItz Abt. 730, Nr. 483; Nr. 1714.

[397] Vgl. StAItz Abt. 730, Nr. 244.

[398] Vgl. LAS Abt. 405, Nr. 255.

12.4. "Trotzschwangerschaften"

Manche Frauen bzw. Paare suchten den Folgen der Sterilisation durch "Trotzschwangerschaften" zuvorzukommen.[399] Eine solche Schwangerschaft erfüllte allerdings nicht nur einen möglichen Kinderwunsch, sondern konnte auch zur Aufschiebung der Sterilisation führen. Wenn die Operation nicht im Anschluß an die Geburt ausgeführt wurde,[400] ließ sich eine derartige Strategie sogar wiederholen. Eine junge Münsterdorferin, deren Sterilisation am 27. April 1934 vom "Erbgesundheitsgericht" wegen "angeborenen Schwachsinns" beschlossen worden war, konnte aufgrund einer Schwangerschaft nicht operiert werden. Am 17. Juni 1934 teilte der Itzehoer Frauenarzt Dr. Rettig dem Gesundheitsamt mit: "Frau V. aus Münsterdorf, die zur Sterilisierung eingewiesen war, mußte abgewiesen werden, da sie sich im III. / IV. Monat einer neuen Gravität[401] befand. Als Zeitpunkt für die Sterilisierung wäre 6-8 Wochen nach der Entbindung, also Anfang Januar 1935, anzusetzen."[402] Dieser Frau war es also gelungen, nach Einleitung des "Erbgesundheitsverfahrens" noch zwei Kinder zur Welt zu bringen.

---

399   Vgl. Bock (1986), S. 228.
400   Vgl. StAItz Abt. 730, Nr. 481.
401   D.i. Schwangerschaft
402   StAItz Abt. 730, Nr. 611.

13. Strafrechtliche Sanktionierung der "Akte nicht angepaßten Handelns"

Grundsätzlich scheinen die Betroffenen, die sich erst der polizeilichen Gewalt fügten, nicht strafrechtlich verfolgt worden zu sein. Bekannt ist allerdings ein Fall aus Kiel, in dem der Betroffene möglicherweise aufgrund der Intensität und der Gewalthaftigkeit seines Widerstandes zu einer Gefängnisstrafe von fünf Monaten verurteilt wurde. Der 59jährige Karl M., der "als unverbesserlicher Trinker" sterilisiert werden sollte, bedrohte den Polizeibeamten, der ihn in seiner Wohnung abholen wollte, mit einem Dolch und versetzte ihm schließlich "einen derartigen Fußtritt [...], daß der Beamte die Treppe hinunterfiel. Auch auf der Straße setzte M. seinen Widerstand fort, indem er sich hier auf die Erde warf, um seine Vorführung zu verhindern."[403]

Auch Angehörige, die sich ihrerseits mit Gewalt den eingesetzten Polizeikräften entgegenstellten, konnten zu Gefängnisstrafen verurteilt werden. Im Sommer 1936 war die Tochter des Kollmarers Georg F. ins Glückstädter Krankenhaus gebracht worden, um dort sterilisiert zu werden. Am 24. Juli 1936, so berichtete der "Nordische Kurier", wollte der Vater "mit Gewalt in das Krankenhaus eindringen und seine Tochter abholen. Dabei hat er einen Polizeibeamten, der ihm den Eintritt verwehren sollte, angegriffen und ins Gesicht geschlagen."[404] Für diese Widerstandsaktion wurde Georg F., der schon wegen "Widerstandes" vorbestraft war, zu einer achtmonatigen Gefängnisstrafe verurteilt. Aufhorchen läßt die umgehende Anwesenheit des Polizeibeamten: unterstand das Glückstädter Krankenhaus womöglich einem besonderen polizeilichen Schutz, um entsprechenden Aktionen gegen die Durchführung von Sterilisationsoperationen vorzubeugen?

Als der Widerstand gegen das GzVeN 1935 an Schärfe zugenommen hatte, ließ Reichsinnenminister Frick den Regierungspräsidenten ein vertrauliches Schreiben zukommen, in dem er die rechtlichen Mittel skizzierte, mit denen gegen Quertreiber vorgegangen werden könne. Neben dem § 110 RStGB würde eine strafrechtliche Verfolgung auch auf Grund des § 2 des "Gesetzes gegen heimtückische Angriffe auf Staat und Partei und zum Schutze der Parteiuniform" vom 20. Dezember 1934 ("Heimtücke-Gesetz"; RGBl. I S. 1269) in Frage kommen.[405] Dies bedeutete, daß gegen Betroffene des Sterilisationsprogrammes auch vor den Sondergerichten, bei denen die Zuständigkeit für "Heimtücke"-Straftaten lag, Anklage erhoben werden konnte. Der einzige für Schleswig-Holstein derzeit bekannte einschlägige Fall betrifft einen Gelegenheitsarbeiter aus dem Landgerichtsbezirk Itzehoe, und zwar aus Wedel im Kreis Pinne-

---

[403] *"Seine 25. Strafe."* In: KNN vom 16.09.1938.

[404] NK vom 04.01.1937.

[405] Das Schreiben ist abgedruckt bei Ehlers (1994), S. 260-262.

berg.[406] Der Beschuldigte lebte in "dürftigen Vermögensverhältnissen". Sein Sohn, geboren 1920, war am 16. November 1935 auf Beschluß des EG Altona wegen "angeborenen Schwachsinns und schwerer erblicher Mißbildung" sterilisiert worden, seine übrigen Kinder stuften die Nationalsozialisten als "erbgesund" ein. Im November 1935, als sein Sohn zur Sterilisierung von der Polizei abgeholt wurde, äußerte der Beschuldigte gegenüber dem Arbeiter Willi T., die "Mordbande" habe seinen Sohn vom Bauern fortgeholt und wolle ihn "einfach entzwei schneiden". Über ein halbes Jahr später denunzierte der Vermieter und Arbeitgeber des B., der Bauer K., den Arbeiter bei der örtlichen Polizei. Daraufhin erhob der Oberstaatsanwalt beim Altonaer Sondergericht Anklage gegen B. wegen Verstoßes gegen § 2 des Heimtücke-Gesetzes. Obgleich das Gericht anerkannte, daß der Denunziant K. zu der Anzeige gegen seinen Mieter "im Wesentlichen durch die Feindschaft zum Angeklagten [...] bewogen worden ist", hielt es aufgrund anderweitiger Zeugenaussagen die Beschuldigungen gegen den B. für erwiesen: "Das Gericht hat die Überzeugung gewonnen, daß der Angeklagte mit den Worten 'die Mordbande habe seinen Sohn vom Bauern fortgeholt und wolle ihn einfach entzwei schneiden' die vom Staat geschaffene Einrichtung des Erbgesundheitsgerichtes gemeint hat und damit hat beschimpfen wollen. Die Äußerungen sind gehässig und hetzerisch, sie sind ferner geeignet, das Vertrauen des Volkes zur politischen Führung zu untergraben." Bei der Urteilsfindung und Strafbemessung wurde allerdings des weiteren berücksichtigt, daß B. "marxistisch eingestellt und in Wedel dafür bekannt" gewesen sei,"daß er bei jeder sich bietenden Gelegenheit über die nationalsozialistische Regierung sowie über ihre Anordnungen und Einrichtungen herzieht." Da jedoch einige weitere, von dem Bauern K. angeführte Äußerungen des B. nicht durch zusätzliche Zeugenaussagen belegt werden konnten, blieb das Gericht unter dem vom Staatsanwalt beantragten Strafmaß von acht Monaten Gefängnis und verurteilte ihn am 15. Oktober 1936 zu einer viermonatigen Gefängnisstrafe sowie zu den Kosten des Verfahrens. Nachdem B. schon vier Monate in Untersuchungshaft gesessen hatte, wurde die Strafe auf Grund des § 3 Abs. 1 Nr. 1 des Straffreiheitsgesetzes vom 23. April 1936 auf drei Jahre zur Bewährung ausgesetzt.

---

406 Vgl. LAS Abt. 358, Nr. 8212. Ich danke Eckhard Colmorgen, daß er mir mit Hilfe der derzeit noch nicht öffentlich nutzbaren elektronischen Datenbank der im Schleswig-Holsteinischen Landesarchiv in Schleswig aufbewahrten Akten des Sondergerichts Altona/Kiel der Jahre 1932 bis 1945 diesen Fall herausgesucht hat.

14. Die Träger des Sterilisationsprogrammes: Amtsärzte, Sterilisationsrichter, Sterilisationsärzte und exponierte frei praktizierende Ärzte

14.1. Die unterschiedlichen Standpunkte in der Ärzteschaft zur Zwangssterilisation

Gute fünf Wochen nach dem Regierungsantritt Adolf Hitlers trafen sich am 8. März 1933 Mitglieder der schleswig-holsteinischen Ärztekammer zu einer Sitzung im Kieler Hansa-Hotel.[407] Auf der Tagesordnung stand unter anderem die Thematik "Eugenik im Dienste des Volkes." Im folgenden sollen besonders die Standpunkte derjenigen Mediziner skizziert werden, die entweder aus dem Landgerichtsbezirk Itzehoe stammten oder aber als spätere Mitglieder der "Erbgesundheitsgerichte" bzw. als für die Sterilisationsgerichte tätige Gutachter in Erscheinung traten.

Soweit die Diskussion um die Sterilisierung kranker Menschen kreiste, schieden sich die Geister in erster Linie an der Frage des Zwanges. Gegen eine zwangsweise Sterilisierung sprach sich unzweifelhaft der Kieler Medizinprofessor Dr. Stertz aus, der anführte, daß ein Geisteskranker, wenn er auch nicht geschäftsfähig sei, so "doch über die Funktionen seines Körpers eine Vorstellung" habe. Er gestand auch ganz offen ein und scheint akzeptiert zu haben, daß auf diese Weise "nennenswerte Erfolge [...] im Laufe einer Generation nicht" zu erzielen seien. Eindeutige Befürworter einer Sterilisation auch gegen den Willen des Betroffenen waren der Kieler Stadtmedizinalrat Dr. Franz Klose, der 1934 beamteter ärztlicher Beisitzer beim Kieler "Erbgesundheitsgericht" werden sollte, und der Kieler Professor und Chirurg Dr. Willi Anschütz. Klose wollte das "Problem von der finanziellen Seite betrachten" und argumentierte, daß die freiwillige Sterilisation langwierige Überzeugungsarbeit erfordere, die die Dauer des Verfahrens in die Länge ziehen und damit die Gesamtkosten in die Höhe treiben würde. Anschütz fügte dem hinzu, daß nach seiner Erfahrung viele "dringend erwünscht[e]" Sterilisierungen auch ganz unterbleiben müßten, weil keine Zustimmung erfolge. Vermittelnde Positionen nahmen der Kieler Professor Robert Schröder ein, der Zwang für zulässig erklären wollte, "soweit nicht ein berechtigter Widerspruch besteht", und ein Dr. Mahler, der eine Zwangssterilisierung "nicht gegen Widerstand" vorgenommen sehen wollte. Prof. Stertz scheint seine Meinung im Laufe des Jahres 1933 ganz offensichtlich gewandelt zu haben, denn im März 1934 amtierte er schon als beamteter ärztlicher Beisitzer des Kieler "Erbgesundheitsobergerichts"

---

407 Vgl. zum folgenden: *Bericht über die Sitzung der Ärztekammer für die Provinz Schleswig-Holstein am 8. März 1933 in Kiel, Hansa-Hotel vormittags 11 Uhr.* In: MfdVSHÄ, Jg. XLII, Nr. 4, April 1933, S. 75-85.

und verfaßte in den folgenden Jahren zahllose Gutachten für und wider zur Sterilisation angezeigte Menschen.[408]

Der Meldorfer Kreisarzt Dr. Leopold Vellguth hielt sich als ausgesprochen radikaler, ja geradezu verbal brutaler Eugeniker gar nicht mit der Frage des offensichtlich selbstverständlichen Zwanges auf. Seine Ansichten verlas der Kieler Arzt Dr. Lubinus den Teilnehmern aus einem Schreiben, da Vellguth bei der Ärztekammer-Sitzung nicht persönlich anwesend war. Der Dithmarscher Kreisarzt umriß sogleich die Gruppe der Menschen, die seines Erachtens nach von der Fortpflanzung ausgeschlossen werden müßten: "Das Ideal wäre, wenn man die Natur restlos nachahmen könnte, die rücksichtslose Ausmerzung aller Geschöpfe, die sich nicht selbst helfen können, ohne viel zu fragen, ob ihre Unzulänglichkeit erbmäßig bedingt ist oder nicht. Wir können das tun, wenn wir an Stelle der Ausmerzung die Sterilisation setzen. Als Gruppen für eine solche Sterilisation kämen in Frage: die schwerer bestraften oder rückfälligen Verbrecher, die für längere Zeit oder wiederholt internierten Geisteskranken, die (bei normalem Arbeitsmarkt) dauernd Erwerbslosen, die schon eine bestimmte Zeitlang Unterstützung beziehen, und vor allem bei der ungeheuren Gefahr, die von den schwachsinnigen Mädchen ausgeht, die Sterilisierung aller Mädchen, die das Ziel der ländlichen Volksschule nicht erreichen, bei der Schulentlassung." Die Abgrenzung dieser Gruppen wollte Vellguth den Erbbiologen und Bevölkerungsstatistikern überlassen.

14.2. Die am Sterilisationsprogramm beteiligten Ärzte und Juristen

Wer waren die Ärzte und Juristen, die als Amtsärzte am Itzehoer Gesundheitsamt oder als Sterilisationsrichter an den "Erbgesundheitsgerichten" in Altona und Itzehoe und am Obergericht in Kiel die personellen Träger des Sterilisationsprogrammes bildeten? Nach Durchsicht der einschlägigen Aktenbestände im Itzehoer Stadtarchiv, dem Schleswig-Holsteinischen Landesarchiv in Schleswig und mehrerer personen-

---

408 Vgl. StAItz Abt. 730, Nr. 132; 146; 152; 209; 282; 328; 346; 678. Über die Motive für diesen Gesinnungswandel von Prof. Stertz kann nur spekuliert werden. Es müßte untersucht werden, ob er dieselbe Taktik verfolgte wie der offensichtliche Zwangssterilisationsgegner Prof. Karl Bonhoeffer, der in seinen Erinnerungen schreibt: "Während ich im Hinblick auf meine akademischen Aufgaben nach Möglichkeit mich der gerichtlichen psychiatrischen Tätigkeit entzogen hatte, schien es mir nun geboten, in dem Erbgesundheitsobergericht die Stelle des sachverständigen Psychiaters zu übernehmen, um Einfluß auf die Begutachtung der Gerichte zu übernehmen. Tatsächlich ist, wie mir von vielen Seiten bestätigt wurde, das Ergebnis gewesen, daß in Berlin und auch in den Provinzen die diagnostische Beurteilung vorsichtig gehandhabt wurde." (Karl Bonhoeffer, Lebenserinnerungen. Geschrieben für die Familie, S. 102, in: Karl Bonhoeffer zum 100. Geburtstag, hrsg. v. Jürg Zutt/Erwin Strauß/Heinrich Scheller, Berlin 1968, S. 8-107, zit. n. Uwe Gerrens, Medizinisches Ethos und theologische Ethik. Karl und Dietrich Bonhoeffer in der Auseinandersetzung um Zwangssterilisation und "Euthanasie" im Nationalsozialismus (= Schriftenreihe der Vierteljahreshefte für Zeitgeschichte, Bd. 73), München 1996, S. 87).

bezogener Archivalien im Berliner Dokumenten-Zentrum als Außenstelle des Bundesarchivs sind die zusammengetragenen Informationen weiterhin zu lückenhaft, um anhand einer statistischen Auswertung die Frage nach einem möglicherweise typischen "Erbgesundheits"-Protagonisten stellen zu können. Dennoch sollen die bekannten Personen daraufhin untersucht werden, seit wann und in welchem Maße sie über ihre rassenhygienische Tätigkeit hinaus in den Staats- und Parteiapparat integriert waren.

Während sowohl bei den Amtsärzten als auch bei den Juristen und den beamteten Ärzten unter den EG-Richtern aufgrund ihrer Stellung als Staatsbedienstete eine gewisse Loyalität zum nationalsozialistischen Regime vorausgesetzt werden konnte, bedurfte es besonders bei den nichtbeamteten Beisitzern der "Erbgesundheitsgerichte" einer speziellen Überprüfung ihrer Treue zu Partei und Staat. So verlangte das Reichsinnenministerium in einer Verordnung vom 24. Mai 1939, bei der Besetzung der "Erbgesundheitsobergerichte" unter anderem folgende Fragen "eingehend und genau" zu beantworten:

a) Ist der Arzt Parteigenosse und hat er ein Amt in der Partei bzw. einer Gliederung inne? Bejahendenfalls welches?

b) Ist der zuständige Gauleiter der NSDAP. mit der Bestellung des Arztes zum nichtbeamteten ärztlichen Beisitzer des Erbgesundheitsgerichts einverstanden?

c) Handelt es sich um einen ärztlichen Beamten oder hauptamtlich angestellten Arzt? Die Dienststelle ist anzugeben."[409]

Obgleich diese Fragen dem Wortlaut nach auch im Falle der beamteten Ärzte zu stellen waren, weist ein Schreiben des Reichsinnenministers vom 8. Dezember 1937 auf die zentrale Zielgruppe hin: "Ich setze hierbei voraus, daß der zuständige Gauleiter der NSDAP. dem Vorschlage bezügl. der nichtbeamteten [Unterstreichung im Original - d. Verf.] Beisitzer zugestimmt hat, bezw. noch nachträglich seine Zustimmung dazu erteilt."[410]

Dementsprechend waren sowohl der von 1937 bis 1944 durchgehend amtierende nichtbeamtete ärztliche Beisitzer am Itzehoer "Erbgesundheitsgericht", Dr. Ernst Königsdorf, als auch die drei festgestellten stellvertretenden Beisitzer höhere SA- oder SS-Offiziere. Dr. Ernst Königsdorf muß als der zentrale NS-Mediziner des Kreises Steinburg gelten.[411] In Personalunion nahm er auf regionaler Ebene die zentralen gesundheitspolitischen Ämter wahr: er war von 1934 bis 1940 Kreisleiter des Amtes für Volksgesundheit der NSDAP, seit März 1934 Führer des Sanitätssturmes der westholsteinischen SA-Brigade 15 im Range eines Sanitätsoberführers - hierbei handelt es sich um einen in Wehrmacht und Polizei unbekannten Rang, der zwischen dem Oberst und dem Generalmajor anzusiedeln ist - [412], von 1932 bis 1940 Kreis- und Ortswalter

---

409 LAS Abt. 611, Nr. 563.

410 LAS Abt. 611, Nr. 563.

411 Königsdorf war schon 1932 NSDAP, SA und NSDÄB beigetreten; vgl. LAS vorläufige Abt. 460.13, vorläufige Nr. 70.

412 Vgl. Kammer / Bartsch (1992), S. 204 f.

des NSD-Ärztebundes und seit 1936 Itzehoer Ratsherr.[413] Desweiteren war er seit Oktober 1935 Mitglied im schleswig-holsteinischen Gau-Disziplinargericht des NSD-Ärztebundes, Mitglied des Vermögensausschusses der Pensionskasse[414] und 2. Beisitzer im Zulassungsausschuß bei der Verwaltungsstelle Schleswig-Holstein der Kassenärztlichen Vereinigung Deutschlands.[415] Unter den drei stellvertretenden ärztlichen Beisitzern war Dr. Willi Erhardt zum SS-Obersturmbannführer aufgestiegen,[416] der Itzehoer Facharzt für Haut- und Geschlechtskrankheiten Dr. Konrad Brandes war Sanitäts-Sturmbannführer (dem Major entsprechend) bei der SA[417] und der Itzehoer Allgemeinarzt Dr. Erich Nissen war immerhin SS-Hauptsturmführer (dem Hauptmannsrang entsprechend).[418]

Bezeichnend für die Doppelbödigkeit nationalsozialistischer Rassenpflege ist der Fall des SS-Obersturmbannführers Dr. Willi Erhardt. Dr. Erhardt war seit 1937 ärztlicher Beisitzer beim Itzehoer "Erbgesundheitsgericht". Nachdem er 1930 von seiner ersten Frau, einer "Deutschpolin nach Abstammung", auf sein Verlangen hin geschieden worden war, "da sich", so schrieb er sieben Jahre später, "von Anfang an unüberbrückbare, wohl in der Rasse bedingte Verschiedenheit der charakterlichen Eigenschaften zeigten",[419] stellte Erhardt Anfang 1941 einen erneuten Antrag auf Heiratserlaubnis. Nun stellte sich heraus, daß der Vater des SS-Sturmbannführers und EG-Richters einen Klumpfuß hatte und ein Onkel väterlicherseits an Schizophrenie litt.[420] Daraufhin zog Erhardt seinen Heiratsantrag zunächst selbst zurück, da, so der Leiter der SS-Pflegestelle 109 in Posen, "die geplante Heirat aus erbgesundheitlichen Gründen nicht erwünscht ist".[421] Ende des Jahres erneuerte der SS-Arzt seinen Heiratsantrag und hatte nun Erfolg: "Nach Vorlage Ihres Gesuches beim Reichsführer-SS wird Ihnen die Verlobung und Heirat mit Fräulein D. von M., P., auf Verantwortung Ihrer zukünftigen Ehefrau freigegeben, weil Sie in erster Ehe schuldig geschieden wurden, Ihr Vater einen Klumpfuß hat und ein Onkel väterlicherseits von Ihnen an Schizophrenie leidet." Allerdings, so die Einschränkung des Chefs des Sippenamtes im Rasse- und Siedlungs-Hauptamt-SS in dem Schreiben vom 4. Dezember 1941, könne Erhardt voraussichtlich nicht "mit einer Eintragung in das Sippenbuch der SS [...] rechnen. Eine endgültige Beurteilung des Gesuches ist auf Grund der unvollständigen Ahnentafeln noch nicht möglich."[422] Die familiäre erbliche Belastung verhinderte auch nicht, daß der Reichsführer-SS Heinrich Himmler zwei Jahre später anläßlich seines Besuches des verstorbenen SS-Obergruppenführers und Generals der Polizei

---

413   Vgl. Einwohnerbuch (1936), S. 317, 319; Rudolf Irmisch: *Geschichte der Stadt Itzehoe*. Itzehoe 1960, S. 428; SHT vom 24.03.1934; GVOBl. Nr. 11/35.

414   Vgl. ÄHSH, Jg. 2, 19, 12.05.1935, S. 236.

415   Vgl. ÄHSH, Jg. 1, 27, 08.07.1934.

416   Vgl. BDC SSO Willi Erhardt.

417   Vgl. BDC SA Konrad Walter Brandes.

418   Vgl. BDC SSO Erich Nissen.

419   BDC SSO Willi Erhardt, Schreiben vom 23.04.1937.

420   Vgl. BDC RS Willi Erhardt, Sippenakte vom 26.11.1941.

421   BDC RS Willi Erhardt, Schreiben vom 25.10.1941.

422   Ebenda, Schreiben vom 04.12.1941.

Berkelmann den SS-Sturmbannführer Dr. Erhardt persönlich zum SS-Obersturm-bannführer beförderte, da jener Berkelmann während seiner Krankheit behandelt hatte.[423]

Von den 18 Itzehoer Ärzten, die 1936 im Einwohnerbuch der Stadt Itzehoe nach-gewiesen sind,[424] waren mindesten zwei Drittel nachweislich in der einen oder ande-ren Weise in die Durchführung des Sterilisationsprogramms verstrickt. War der Orga-nisationsgrad der deutschen Ärzteschaft im nationalsozialistischen Staat in Relation zur Beteiligung anderer Berufsgruppen überproportional hoch, so lag der Anteil der ärztlichen NSDAP-Mitglieder in Itzehoe mit mindestens 50% ebenfalls über dem Be-völkerungsdurchschnitt. Da auch Ärzte, auf deren Mitgliedschaft in der Partei oder ih-ren Gliederungen keine Hinweise existieren, als Anzeigende oder Sterilisations-Opera-teure fungierten, waren mindestens zwei Drittel der Mediziner direkt in den Sterilisa-tionskomplex verwickelt, so daß man die Zahlen von Zapp, der davon ausgeht, daß 1935 bereits 20.000 Ärzte, das waren 50% aller deutschen Ärzte, im Dienste der Ras-sen- und Bevölkerungspolitik tätig waren,[425] für die Gesamtdauer der NS-Herrschaft vermutlich nach oben korrigieren kann. Dieses Ergebnis kann nicht verwundern, zumal schon Lifton bei seinen Ärzteinterviews erfahren hatte, daß die meisten der von ihm befragten Ärzte damals die Sterilisationsgesetzgebung befürwortet hätten.[426]

---

423 BDC SSO Willi Erhardt, Schreiben vom 15.01.1944.

424 Vgl. Einwohnerbuch (1936), S. 283.

425 Vgl. Zapp (1979), S. 159.

426 Vgl. Lifton (1988), S. 35.

15. Der Zweite Weltkrieg: Sterilisation und "Euthanasie"

15.1. Die Einschränkung des Sterilisationsprogrammes

Am 31. August 1939 erließ das Reichsinnenministerium eine Verordnung, derzufolge nur noch "dringliche" Fälle sterilisiert werden sollten, nämlich solche von "besonders großer Fortpflanzungsgefahr"; die übrigen sollten bis nach Kriegsende aufgeschoben werden.[427] Diese Verordnung wurde durch einen Erlaß ergänzt, demzufolge keine Anträge mehr "bei möglicher aber unwahrscheinlicher Fortpflanzung sowie in unklaren bzw. Grenzfällen" zu stellen seien. Der neue Kurs in der Sterilisationspolitik war, so Gisela Bock, teilweise in kriegsbedingten Erfordernissen begründet: Ärzte wurden eingezogen, und angesichts der Mobilisierung war gewisse Rücksicht auf die Stimmung unter den "Minderwertigen" zu nehmen. Mit den Worten eines Betroffenen: "Die Dritt-Reichler waren immerhin noch so schlau, sich davor zu hüten, eine Armee Sterilisierter auf die Menschheit loszulassen." Verantwortlich für die Sterilisationseinschränkung war schließlich auch die Tatsache, daß der Antinatalismus während des Krieges zu neuen Methoden und zu neuen Opfern griff.[428]

Beim Itzehoer "Erbgesundheitsgericht" scheint die Verordnung vom 31. August 1939 zunächst zu einer gewissen Verunsicherung geführt zu haben. Nach der üblichen Sommerpause in den Monaten Juli und August beraumte das Gericht bis zum 4. Mai 1940 keinen Sitzungstermin mehr an, von einem Termin im November 1939 abgesehen. Während reichsweit die Anzahl der Sterilisationsverfahren auf ein Drittel des Vorjahresstandes zurückging,[429] wurden in Itzehoe bis zum Jahresende 1939 nur drei Fälle gegenüber 58 im Vorjahreszeitraum verhandelt. Auf das Zögern der Gesundheitsverwaltungen und Gerichte reagierte das Reichsinnenministerium am 5. Dezember 1939. Es bestehe "kein Zweifel, daß eine vollkommene Stoppung der Antragstellung, wie sie anscheinend bei einzelnen Dienststellen eingetreten ist, nicht als dem Willen des Gesetzgebers entsprechend angesehen werden kann."[430] Ein weiterer Erlaß hielt fest, daß die Entscheidung über die neue Art der Dringlichkeit einer Sterilisation bei den Amtsärzten liege, nicht bei den Gerichten, die alle eingegangenen Anträge nach den bisher und weiterhin gültigen Kriterien zu behandeln hätten. Als das Itzehoer Gericht im Mai 1940 seine erste Sitzung des Jahres abhielt, schrieb auch der Oberlandesgerichtspräsident von Düsseldorf: "Die Erbgesundheitssachen nehmen (infolge des früher erwähnten Eingreifens des Reichsministers des

---

[427] RGBl. I, S. 1560.
[428] Vgl. Bock (1986), S. 234.
[429] Vgl. ebenda (1986), S. 234.
[430] Ebenda (1986), S. 235.

Innern bei den ärztlichen Stellen) wieder erheblich zu."[431] Die Anzahl der jährlichen Sitzungen des EG Itzehoe reduzierte sich jedoch von im Durchschnitt 20 Terminen in den Jahren 1937 bis 1939 auf nun nur noch etwa sechs jährliche Zusammenkünfte in den Kriegsjahren 1940 bis 1944. Knapp ein Drittel aller Verfahren wurden im hiesigen Landgerichtsbezirk auf der Grundlage der August-Verordnung eingestellt.[432]

Obwohl das Reichsinnenministerium hinsichtlich der "Fortpflanzungsgefährlichkeit" zunächst die Ansicht vertrat, "daß z.B. ein junger Mann oder ein schwachsinniges Mädchen abgesehen von besonderen Ausnahmen (körperliche Erkrankungen) als besonders fortpflanzungsgefährlich anzusehen sind,"[433] begnügte sich der Itzehoer Amtsarzt bei der nun explizit anzuführenden Begründung der Dringlichkeit nicht mit der Altersangabe. Als "fortpflanzungsgefährlich" galten Verlobte,[434] zumal, wenn sie schon das Aufgebot bestellt hatten,[435] Frauen, die als "sehr triebhaft"[436] oder "leicht verführbar" und "hemmungslos"[437] eingeschätzt wurden, oder Mädchen, die sich "herumtrieben", besonders, wenn sie sich in die Gesellschaft von "Zigeunern" begaben,[438] oder auch Frauen, die uneheliche Kinder erwarteten oder auch schon zur Welt gebracht hatten.[439] Schon aus dieser Aufzählung ist ersichtlich, daß die Hauptzielgruppe weiblich war: auch der Itzehoer Amtsarzt betonte die "erhebliche Fortpflanzungsgefahr gerade der leichtschwachsinnigen Mädchen."[440] Gerade in den ersten Kriegsjahren scheinen die Gesundheitsämter die Sterilisationspolitik in stärkerem Umfange fortgesetzt zu haben, als dies dem Reichsinnenministerium recht war, denn Lenz wies die Ämter im Februar 1941 betont daraufhin, daß "Unfruchtbarmachungsanträge während des Krieges den Erbgesundheitsgerichten nur dann zugeleitet werden [sollen], wenn sie wegen besonders großer Fortpflanzungsgefahr nicht aufgeschoben werden können. Diese besonders große Fortpflanzungsgefahr schließt nicht die Fälle ein, bei denen nur rein theoretisch eine Fortpflanzungsgefahr bestehen könnte, sondern umfaßt die Fälle, bei denen praktisch ein Nachwuchs der Erbkranken zu befürchten ist unter Beachtung der Art des Erbganges und der besonderen Durchschlagskraft der Erbleiden."[441] Nichtsdestotrotz beantragte das Itzehoer Gesundheitsamt die Unfruchtbarmachung auch für Personen, die "nach Angabe kein Geschlechtsverkehr" hatten.[442]

---

431 Ebenda (1986), S. 237.

432 Von 282 Verfahren 91.

433 Bock (1986), S. 235.

434 Vgl. StAItz Abt. 730, Nr. 292.

435 Vgl. StAItz Abt. 730, Nr. 310.

436 StAItz Abt. 730, Nr. 293.

437 StAItz Abt. 730, Nr. 2078.

438 Vgl. StAItz Abt. 730, Nr. 571.

439 Vgl. StAItz Abt. 730, Nr. 517; Nr. 427.

440 StAItz Abt. 730, Nr. 517.

441 LAS Abt. 405, Nr. 261; Unterstreichungen im Original.

442 Vgl. StAItz Abt. 730, Nr. 57; Nr. 334; Nr. 559.

Schon seit Ende 1941 erzwang dann aber die kriegsbedingt schlechte Versorgung mit Personal und Material in der Praxis eine Reduzierung der Sterilisationsaktivität. Den Ärzten fehlte es schon im November 1941 an Treibstoff, um in der ländlichen Provinz die Hausbesuche in gewohntem Umfange aufrechtzuerhalten.[443] Umgekehrt konnte auch nicht jeder der Aufforderung zur amtsärztlichen Untersuchung Folge leisten, weil selbst der Versuch, mit einem "Lehnauto" zum Gesundheitsamt zu fahren, an mangelndem Benzin scheiterte.[444] Im Itzehoer Gesundheitsamt konnten 1942 Anträge an das "Erbgesundheitsgericht" erst mit monatelanger Verzögerung gestellt werden - wegen Ärztemangels.[445] Infolgedessen blieb der Itzehoer Sterilisationsarzt Prof. Dr. Zoeppritz, der, geboren im Jahre 1876, eigentlich 1941 das Pensionsalter erreicht hatte, noch bis 1947 Chefarzt des Itzehoer Städtischen Krankenhauses.[446] Der Leitende Arzt des Mencke-Stifts in Wilster Dr. Heinrich Günther wurde, nachdem er am "Polenfeldzug" teilgenommen hatte, "u.k." - unabkömmlich - gestellt.[447] Dennoch bekam auch das Medizinalwesen im Kreis Steinburg die Auswirkungen des Bombenkrieges, zumal der Angriffe gegen Hamburg, zu spüren. Die Luftangriffe auf die nahe Hansestadt im Juli und August 1943 führten im Krankenhaus der Stadt Glückstadt in kurzer Zeit zu einer Überfüllung mit zum Teil ganz schwer Verletzten.[448] Vermutlich wurde im Laufe des Krieges auch der Glückstädter Leitende Arzt Dr. Robert Ramcke zur Wehrmacht eingezogen, denn nach Kriegsende wurde er nach Intervention des Glückstädter Bürgermeisters aus der englischen Kriegsgefangenschaft entlassen.[449] Die Kriegsentwicklung mag deshalb der Grund sein, weshalb für das Städtische Krankenhaus der Elbe-Stadt nach jeweils vier Sterilisationsoperationen in den Jahren 1940 und 1941 keine weiteren mehr nachgewiesen sind. Das Wilsterer Mencke-Stift wurde im Frühsommer 1944 direktes Opfer des Luftkrieges. Am 15. Juni 1944 warfen amerikanische Flieger, durch die deutsche Flak von Brunsbüttel abgedrängt, etwa 100 Bomben auf die Marschenstadt. Einige Bomben trafen auch das Stift, töteten die Köchin und vier Patienten, zerstörten den Westflügel und die Leichenhalle und beschädigten den übrigen Bau dermaßen, daß man zunächst nicht an die Möglichkeit eines Wiederaufbaus glaubte.[450] Noch im März 1944 waren im Mencke-Stift zwei Sterilisationsoperationen durchgeführt worden.

Trotz dieser notgedrungenen Einschränkungen fiel immerhin noch ein knappes Fünftel der zwischen 1934 und 1945 durchgeführten Zwangssterilisationen in die Kriegszeit. Dieser für das Reich geschätzte[451] und für einige OLG-Bezirke näherungs-

---

443   Vgl. LAS Abt. 454, Nr. 4: Wochenbericht der NSDAP-Gauleitung Schleswig-Holstein nach München für die Woche vom 10.11. bis 16.11.1941.

444   Vgl. StAItz Abt. 730, Nr. 741: Schreiben eines Vaters vom 16.02.1943.

445   Vgl. StAItz Abt. 730, Nr. 1940: Schreiben einer Gesundheitspflegerin vom 27.03.1942.

446   Vgl. *Prof. Zoeppritz 80 Jahre*. In: NR vom 24.12.1956.

447   Vgl. *Feierlicher Abschied für Dr. Günther und Dr. Lübbe*. In: NR vom 31.12.1966.

448   Vgl. Rudolf Irmisch: *Die Geschichte der Krankenhäuser im Kreis Steinburg*. Itzehoe 1975, S. 49.

449   Vgl. ebenda (1975), S. 51.

450   Vgl. ebenda (1975), S. 73 f.

451   Vgl. Bock (1986), S. 237: ca. 60.000 von 350.000 Operationen, d.h. ca. 17%.

weise bestimmte Wert[452] von etwa 17% wird im Kreis Steinburg mit 14% nicht ganz erreicht. Dies mag damit zusammenhängen, daß die Steinburger Sterilisationszahlen in der Vorkriegszeit aus den schon erwähnten Gründen überdurchschnittlich hoch waren, so daß die Kriegszahlen, die so gut wie gar keine Anstaltspatienten mehr beinhalten, relativ niedrig sind. Auch die Sammlung von Anzeigen wurde in großem Umfange fortgesetzt, um nach Kriegsende die Sterilisationsaktivität umgehend wieder im Vorkriegsmaßstab aufnehmen zu können. Das Itzehoer Gesundheitsamt registrierte zwischen dem 1. September 1939 und dem 8. Mai 1945 nicht weniger als 384 Anzeigen.

15.2. Von der Zwangssterilisierung zur "Euthanasie"

Während die Sterilisationsaktivität auch während des Krieges nicht zum Ruhen kam, ereilte viele der zuvor zur Sterilisation angezeigten oder auch sterilisierten Menschen der Tod im Rahmen der nationalsozialistischen Psychiatriemorde. Der amerikanische Historiker Robert Jay Lifton unterscheidet fünf Schritte, mit denen die Nationalsozialisten das Prinzip vom "lebensunwerten Leben" durchsetzten: die Zwangssterilisation, die Tötung "geschädigter" Kinder, die Tötung von "geschädigten" Erwachsenen, die Ermordung "geschädigter" Insassen von Konzentrations- und "Vernichtungslagern" und die - der folgende Terminus ist im Hinblick auf die massenhaften Tötungen in allen Lagern problematisch - "Todeslager" Auschwitz und andere.[453] Die "Euthanasie" in allen ihren Abstufungen war aber nicht nur die der Sterilisationspolitik chronologisch folgende Vernichtungspolitik, sondern war mit ihr in mindestens dreierlei Hinsicht - ideologisch und in concreto, das heißt institutionell und personell - verzahnt. Zum einen waren beide Programme durch die "Vertauschung von Heilen und Töten"[454] gekennzeichnet: handelte es sich bei der Sterilisation um die vordergründig "humane Liquidation" der "Sippe" erst ab der folgenden Generation, so war den Akteuren der Psychiatriemorde an einer sofortigen Tötung der Opfer gelegen - in beiden Fällen wurde ausschließlich der imaginäre Volkskörper "kuriert", während dem Individuum keine Heilung widerfuhr. Von der politischen Intention her waren sie also nicht voneinander zu trennen. Des weiteren nutzten sie dieselben institutionellen, bürokratischen Strukturen: Die im Rahmen der Beratungsstellen für Erb- und Rassenpflege angelegten erbbiologischen Karteien wurden später zur Durchführung des "Euthanasie"-Mordprogramms genutzt.[455] Außerdem bestanden - und dies vor allem soll im folgenden anhand des regionalen Beispiels belegt werden - Überschneidungen hinsichtlich der Opfergruppe.

---

452   Für den OLG-Bezirk Hamm vgl. Bock (1986), S. 237 in Verbindung mit Simon (1993), S. 152: 3.500 von ca. 20.000 Operationen, d.h. ca. 17,5%.

453   Vgl. Robert Jay Lifton: *Ärzte im Dritten Reich*. Stuttgart 1988 (engl. Erstausgabe New York 1986), S. 28.

454   Lifton (1988), S. XVIII.

455   Vgl. Incesu (1988), S. 129.

"Die Anzahl der ermordeten Sterilisanden (und Sterilisierten) ist unbekannt", vermerkt Gisela Bock 1986[456], und Christiane Rothmaler äußert fünf Jahre später, eher spekulativ als durch umfassende empirische Untersuchungen belegt, daß die Sterilisierten "meistens" überlebt hätten.[457]

Für den Kreis Steinburg konnte anhand der Verstorbenenlisten der sogenannten "Kinderfachabteilung" in Schleswig, der Deportationslisten der Landesheil- und Pflegeanstalt Schleswig und in einigen Einzelfällen schon anhand der Gesundheitsamtsverzeichnisse überprüft werden, welche der Menschen, die zwischen 1934 und 1945 aus dem Kreis zur Sterilisation angezeigt oder sogar sterilisiert worden waren, später in Schleswig getötet oder zunächst nach auswärts verschleppt und dort im folgenden ermordet wurden. Aufgrund verschiedener Unwägbarkeiten[458] können die Ergebnisse nur als Mindestzahlen gelten, die aber der tatsächlichen Dimension sehr nahe kommen dürften.

15.2.1. Die "Kinder-Euthanasie"

In den Jahren des Zweiten Weltkrieges starben in der Landesheilanstalt Schleswig über 200 Patienten im Kindes- und Jugendalter. Einige von ihnen erlagen sicherlich den Beschwerden, die ihre Krankheit mit sich brachte. Der Verdacht, daß viele von ihnen jedoch aufgrund von aktiven Tötungsmaßnahmen oder einer Vernachlässigung, die in der Folge zum Tode führte, umkamen, liegt nahe, da im September 1941 in Schleswig eine "Kinderfachabteilung" ihre Arbeit aufgenommen hatte. Sie war eine von 28 reichsweit eingerichteten "Kinderfachabteilungen", in denen behinderte Kinder und Jugendliche vor allem durch die Verabreichung von Überdosen an Schlafmitteln wie Luminal oder Veronal getötet wurden.[459]

Die Hauptabteilung II der "Kanzlei des Führers", der in Zusammenarbeit mit dem für Heil- und Pflegeanstalten zuständigen Ministerialrat Dr. Herbert Linden im Reichsinnenministerium die Durchführung des Tötungsprogramms übertragen worden war,

---

456 Vgl. Bock (1986), S. 264.

457 Vgl. Rothmaler (1991), S. 160.

458 Zu erwähnen ist v.a., daß die Anstaltsleitung bei Kriegsende auf Anweisung die meisten Unterlagen vernichten ließ; vgl. Harald Jenner: *Die Geschichte einer psychiatrischen Klinik.* Schleswig-Stadtfeld. Schleswig 1995, S. 101. Da die verbliebenen Listen zum Teil keine Geburts- oder Wohnortangaben enthalten, konnten neben den Menschen, für die diese Daten überliefert sind, nur die "Euthanasie"-Opfer aus dem Kreis Steinburg identifiziert werden, die zuvor zur Sterilisation angezeigt worden waren.

459 Vgl. hierzu ausführlich Bästlein (1991), S. 16-45; weitere Forschungsergebnisse dürfen in den kommenden Jahren erwartet werden, da Prof. Dr. Uwe Danker vom IZRG in Schleswig gemeinsam mit dem Leitenden Direktor des Landesarchivs, Herrn Dr. Reimer Witt, und der ärztlichen Direktorin der Fachklinik für Kinder- und Jugendpsychiatrie Schleswig, Frau Dr. Stolle, ein Ausstellungs- und Aktenerschließungsprojekt zur Überlieferung der Kinder- und Jugendpsychiatrie in Schleswig vorbereitet, die 1997 125 Jahre alt wird. Vgl. *IZRG-Jahresbericht 1994*, Schleswig 1995, S. 11.

gründete schon im Mai 1939 zu Tarnzwecken den "Reichsausschuß zur wissenschaftlichen Erfassung von erb- und anlagebedingten schweren Leiden". Am 18. August 1939 wies dann das Reichsinnenministerium die Gesundheitsämter in einem Geheimerlaß an, alle Fälle von "schweren angeborenen Leiden" bis zum Alter von drei Jahren auf besonderen Vordrucken an den "Reichsausschuß" zu melden.[460] Obgleich die entsprechenden Unterlagen des Steinburger Gesundheitsamtes vernichtet zu sein scheinen, fand sich bei einer Sterilisationsakte ein Schreiben des "Reichsausschusses", in dem dieser am 21. Februar 1942 beim Itzehoer Gesundheitsamt angefragt hatte, ob die 20 Monate alte Anke S., aus einem Wilstermarschdorf stammend, schon in die "Kinderfachabteilung" bei der Heil- und Pflegeanstalt Hamburg-Langenhorn eingewiesen sei.[461] Aus unbekannten Gründen überwies der Landesfürsorgeverband, in dessen Obhut sich das Mädchen befand, das Kind am 25. Februar 1942 in die Landesheilanstalt Schleswig-Stadtfeld. Hier starb Anke S., die ausweislich ihrer Krankenakten an "Schwachsinn höchsten Grades", einem "Wasserkopf" und einer "Spaltbildung der Wirbelsäule" litt[462], am 23. Juni 1944 - so die Akten - infolge ihrer Erkrankung. 14 weitere Kinder aus dem Kreis Steinburg starben während des Krieges in den Schleswiger Anstalten. Sechs von ihnen waren dem Gesundheitsamt wegen "angeborenen Schwachsinns" zur Sterilisation angezeigt worden, ohne daß allerdings im folgenden ein Erbgesundheitsgerichtsverfahren eingeleitet wurde.[463] Auch dieses Beispiel zeigt, daß mögliche Sterilisanden schon zum frühest möglichen Zeitpunkt karteimäßig erfaßt wurden, um zu gewährleisten, daß die Kranken dem Blick der Eugeniker nicht entgingen, wenn sie im jugendlichen Alter zur Sterilisation anstünden.

15.2.2. Die "Aktion T4": die Morde an erwachsenen Patienten

Nachdem die "Euthanasie"-Aktion - Tarnname: "Aktion T4", nach dem Sitz der zuständigen Dienststelle in der Berliner Tiergartenstraße 4 - Anfang 1940 in großem Umfang begonnen hatte, begannen ein Jahr später die Verlegungen aus Schleswig-Holstein. Zwischen Mai 1941 und September 1944 wurden aus der Kinder- und Jugendpsychiatrie in Schleswig-Hesterberg und der Erwachsenenpsychiatrie Schleswig-Stadtfeld mindestens 1.100 Patienten und Patientinnen abtransportiert.[464] Auch aus den Anstalten in Kropp und der zweiten schleswig-holsteinischen Heil- und Pflegeanstalt in Neustadt wurden Patienten verlegt. Aufgrund der Ermittlungsakten der

---

460 Vgl. Bästlein (1991), S. 22.
461 Vgl. StAItz Abt. 730, Nr. 2563.
462 "Hydrocephalie und Spina bifida", vgl. Pschyrembel (1972), S. 524, 1141.
463 Es handelt sich um die unter den laufenden Nummern 5, 80, 343 und 487 im Verzeichnis StAItz Abt. 730, Nr. 739, und den Nummern 119 und 192 im Verzeichnis StAItz Abt. 730 Nr. 738 aufgeführten Kinder und Jugendlichen.
464 Hierzu ausführlich Jenner (1995), S. 92-125.

Nachkriegszeit kann davon ausgegangen werden, daß "praktisch alle verlegten Patientinnen und Patienten [...] ermordet" wurden.[465]

Zunächst wurden am 16. und 23. Mai sowie am 18. Juli und 23. August 1941 444 Menschen aus den Schleswiger Einrichtungen in die "Zwischenanstalten" Königslutter und Uchtspringe transportiert - in letzterer wurde allerdings auch schon getötet -, um dann in den "Vernichtungsanstalten" Bernburg (Sachsen-Anhalt) bzw. Hadamar (Brandenburg an der Havel) durch Gas oder mit Medikamenten getötet zu werden. Am 14. September 1944 erfolgte schließlich die letzte Verlegung von rund 700 Schleswiger Kranken in die brandenburgische Anstalt Meseritz-Obrawalde, denn in Schleswig sollte Platz für die Kieler Universitätskliniken geschaffen werden. Als die Rote Armee 1945 die Anstalt Meseritz-Obrawalde besetzte und Listen der vorgefundenen Menschen erstellte, lebten nur noch etwa 10% der im Herbst des vergangenen Jahres aus Schleswig eingetroffenen Patienten.[466]

Aus der Diakonissenanstalt in Kropp wurden im März und April 1942 519 Patientinnen in die Thüringische Anstalt Pfafferode bei Mühlhausen, nach Jerichow, Altscherbitz und Uchtspringe verlegt. "In allen vier Anstalten", schreibt Harald Jenner, "ist die Zahl der Todesfälle signifikant hoch."[467]

Schon unter den Deportierten des Jahres 1941 befanden sich 19 Menschen, die zwischen 1934 und 1939 beim Itzehoer Gesundheitsamt zur Sterilisation angezeigt worden waren. Bis auf drei Patienten war bei allen von ihnen auch die Sterilisation durchgeführt worden. Fast die Hälfte dieser Gruppe hatte im Landesheim Heiligenstedten gelebt, bevor sie von dort am 26. August 1939 nach Schleswig-Hesterberg umquartiert worden war. Vier Männer waren zuvor als "Arbeitsscheue" in der Glückstädter Landesarbeitsanstalt inhaftiert gewesen und wegen "Schwachsinns" oder "Schizophrenie" unfruchtbar gemacht worden. Im Schnitt waren alle noch relativ jung, gerade 26 Jahre alt. Da die 1941er-Listen keine Wohn- oder Geburtsortangaben enthalten, kann die Gruppe der sterilisierten Steinburger "Euthanasie"-Opfer nicht der Vergleichsgruppe der nicht angezeigten Opfer gegenübergestellt werden. Dies ist aber für die Deportation nach Meseritz-Obrawalde möglich. Von den 52 identifizierten Steinburger Patienten war exakt die Hälfte schon dem Gesundheitsamt gemeldet worden und elf Personen hatten sich dem operativen Eingriff unterziehen müssen, also 21,1% der Gesamtgruppe. Diese Zahl entspricht fast genau dem Ergebnis von 23,0%, das Gerhard Fuchs für 148 Patienten errechnete, die im August 1942 aus der Bremer Heil- und Pflegeanstalt Ellen nach Hadamar verlegt worden waren.[468] Allerdings wird der prozentuale Anteil der Sterilisierten an der Zahl der Deportierten 1941 höher gewesen sein, da die Verschleppten des Jahres 1944 im Schnitt schon älter als 45 Jahre waren, selbst die Sterilisierten unter ihnen zählten fast 39 Jahre.

Zu klein, um weitergehende Schlüsse zuzulassen, ist die Zahl der in der Thüringischen Anstalt Pfafferode gestorbenen Steinburger Patienten, die in den Gesundheitsamts-Registern als Angezeigte auftauchten. Die drei Frauen und zwei Männer

---

465   Ebenda (1995), S. 101, 108.

466   Vgl. ebenda (1995), S. 121.

467   Ebenda (1995), S. 113.

468   Vgl. Fuchs (1988), S. 74 f.

starben hier zwischen November 1943 und Oktober 1944. Der Direktor der Mühl-
hausener Anstalt schrieb im März 1944: "Es ist kaum noch die genügende Ernährung
der produktiv arbeitenden Kranken sicherzustellen. Die Mortalität der anderen ist
ohnehin phantastisch!"[469]

Leicht korrigiert werden müssen damit zwei Schlußfolgerungen der bisherigen
Sterilisationsforschung. Gisela Bocks prägnante These: Leichte Fälle wurden sterilisiert, schwere Fälle fielen der "Euthanasie" zum Opfer,[470] hatte schon Gerhard Fuchs
modifiziert, der erkannte, daß das Bremer EG nur wenig Gebrauch von der Möglichkeit machte, bei dauerhaften Anstaltsinsassen von der Sterilisation abzusehen.[471] Dieses Fazit können wir auch für unsere Untersuchungsgruppe ziehen. Zum anderen ist
fraglich, ob allein die Anstaltsunterbringung eines Menschen und die folgende Selek-
tion für die Vernichtungsanstalt das Vorliegen eines "schweren Falles" indiziert. Immerhin waren weit mehr als die Hälfte der Steinburger Meseritz-Obrawalde-Patienten
auf den Transportlisten als "arbeitsfähig" etikettiert worden und nur etwa ein Fünftel
hatte sowohl in der Rubrik "sauber" als auch bei der Frage nach der wirtschaftlichen
Verwendbarkeit des Patienten ein "nein" erhalten.

Während bei vielen Deportierten nur der Umstand der Verlegung mit einer über
90%igen Wahrscheinlichkeit ihren Tod in der Zielanstalt vermuten läßt, ist für viele
Kranke das Todesdatum belegt. Keine zwei Wochen, nachdem am 14. September 1944
die Züge mit den fast 700 Patienten den Schleswiger Güterbahnhof verlassen hatten,
häuften sich in den Schleswig-Holsteinischen Tageszeitungen die Todesanzeigen, deren Wortlaut entweder zwischen den Zeilen ein "Euthanasie"-Opfer vermuten ließ -
"nach längerem schweren Leiden ... die Beerdigung hat in aller Stille stattgefunden"[472] - oder deren Sterbeort entsprechendes nahelegte: "Die Beisetzung fand am
Sonnabend, 23.9. in aller Stille in Meseritz in Pommern statt."[473] Die letztgenannte
45jährige Frau starb in Meseritz, während ihr Mann und ihr Sohn an der Front für den
Erhalt desselben Systems kämpften, dessen Eugeniker derweil ihre Ehefrau und
Mutter - höchstwahrscheinlich - ermordeten. Tag für Tag druckten die Itzehoer
"Schleswig-Holsteinische Tageszeitung" und die "Wilstersche Zeitung" von Ende
September bis Ende Oktober 1944 entsprechende Todesanzeigen.[474] Hatte die Bevöl-
kerung schon im Frühjahr 1941 von der "Bernburger Krankheit" gesprochen, als die
Patienten aus dem Norden noch in Bernburg vergast wurden, so wird die erneute
Häufung von Sterbefällen auch nicht unbemerkt geblieben sein.

---

[469] Zit. n. Ernst Klee: *Euthanasie im NS-Staat*. Frankfurt am Main 1985, S. 443.

[470] So sinngemäß Bock (1986), S. 308 f.

[471] Vgl. Fuchs (1988), S. 75.

[472] So im Falle von Hans H., der 15 Tage nach der Verlegung nach Meseritz-Obrawalde dort am
29.09.1944 verstarb. Vgl. SHT vom 02.10.1944.

[473] SHT vom 26.09.1944.

[474] Weitere Anzeigen aus dem LG-Bezirk Itzehoe, die explizit den Sterbeort Meseritz nennen oder
nachweislich entsprechende Opfer betrauern, in: SHT vom 29.09.1944 (Brunsbüttelkoog), 03.
10.1944 (Wilster), 07./08.10.1944 (Brunsbüttelkoog), 09.10.1944 (Besdorf), 23.10.1944
(Horst).

Wer waren diese Menschen, denen man zunächst die Möglichkeit zur Fortpflanzung, später dann selbst das Leben nahm? Der Arbeiter Gustav M., geboren im Februar 1900 in Granzow im Kreis Angermünde in der Uckermark, war bis zum Herbst 1933 ein vagierender Obdachloser gewesen, ein Bettler und Landstreicher, der schließlich in der Glückstädter Landesarbeitanstalt inhaftiert wurde;[475] vermutlich war er im Rahmen der reichsweiten "Bettlerrazzia" im September 1933 festgenommen worden.[476] Unehelich von Geburt, war er seit seinem 20. Lebensjahr "auf der Walz" und infolgedessen fünfzehnmal mit dem Gesetz in Konflikt geraten. Gustav M. war kein großer Krimineller: zwölf seiner Strafen erhielt er wegen Bettelei, eine wegen Forstdiebstahl, die anderen als Sanktionen für Diebstähle. Der Schleswiger Oberarzt Dr. Krey, begutachtend auch für das Glückstädter Arbeitshaus tätig, stand dem damals 34jährigen verständnislos gegenüber, als er ihn zur Einleitung eines Sterilisationsverfahrens untersuchte: "Er denkt offenbar sehr wenig nach, lebt so in den Tag hinein; wenn er nicht angetrieben wird, kann er stundenlang auf seinem Platz sitzen, vor sich hin starrend, ab und zu sich den Kopf kratzend oder mit einem Finger in der Nase umher bohrend." Entscheidend ist auch, daß Gustav M. "anscheinend noch niemals fortlaufend werteschaffende Arbeit geleistet" habe. Im November 1934 sterilisierte ihn der Glückstädter Arzt Dr. Ramcke, nachdem das Altonaer EG seine Unfruchtbarmachung wegen "angeborenen Schwachsinns" beschlossen hatte. Am 13. August 1941 wurde Gustav M. von Schleswig aus nach Bernburg verlegt. Sein weiteres Schicksal ist unbekannt.

Der Abtransport schleswig-holsteinischer Psychiatriepatienten in die Tötungsanstalten des "Euthanasie"-Programms bedeutete nicht für alle Kranken den Tod. Der bekannteste Überlebende ist in Schleswig-Holstein sicherlich der Rendsburger Fritz Niemand - ebenfalls ein Opfer der Zwangssterilisation -, der in mehreren Schriften und im Rahmen zahlreicher Veranstaltungen von seinen Erfahrungen in norddeutschen Anstalten während der NS-Zeit berichtete.[477] Wie er kehrten aber auch Opfer der Zwangssterilisation aus dem Kreis Steinburg in den ersten Nachkriegsjahren aus der Vernichtungsanstalt Meseritz-Obrawalde nach Westdeutschland zurück. Als am 18. Februar 1948 ein "Sammeltransport" von 256 Kranken aus der Landesheil- und Pflegeanstalt Meseritz-Obrawalde, die nun wieder offiziell zu Polen gehörte, in der privaten Heil- und Pflegeanstalt Ilten bei Hannover eintraf, befand sich unter den Zurückkehrenden auch die 35jährige Anni R. aus Glückstadt.[478] Sie wird damit zu den etwa 10% der Schleswiger Patienten gehören, die die "Euthanasie"-Morde in Meseritz überlebt hatten.

---

475   Vgl. StAItz Abt. 730, Nr. 528.

476   Zur Situation der Vagierenden im Kreis Steinburg im allgemeinen und der September-Razzia im besonderen vgl. Björn Marnau: *Von "Speckjägern", "Tippelbrüdern" und "Rittern der Landstraße"*. Die Verfolgung von Bettlern und Landstreichern im Nationalsozialismus. In: *Steinburger Jahrbuch 1996*, S. 28-48.

477   Vgl. Christensen, Poul Soelberg (Übersetzung: Klaus Bästlein): *Ich war Häftling in Hitlers Todesanstalten*. In: INFO des AKENS, Nr. 6 (1985), S. 13-21.

478   Vgl. LAS Abt. 761, Nr. 8741; Anni R. war im August 1934 in Schleswig unfruchtbar gemacht worden; vgl. StAItz Abt. 730, Nr. 390.

16. Sterilisationspolitik im Kreis Steinburg: "Musterpolitik" oder unauffälliger Durchschnitt

Schleswig-Holstein hatte seit dem Aufkommen des Nationalsozialismus Mitte der 1920er Jahre die "Position eines der eigentlichen Kernlande des Nationalsozialismus" eingenommen.[479] Schon Willy Ehlers, der schleswig-holsteinische Gaupresseamtsleiter der NSDAP - der übrigens auch aus Itzehoe stammte -, vermerkte 1941, daß "im Gau Schleswig-Holstein - prozentual gesehen - die meisten Ehrenzeichenträger der nationalsozialistischen Bewegung anzutreffen sind."[480] Aus diesem Grunde sollen die Sterilisationszahlen des Kreises Steinburg auf ihre Funktion als möglicher Indikator für die politische Loyalität der verantwortlichen regionalen Akteure überprüft werden. Setzt man eine größere Nähe der Steinburger Bevölkerung zur Ideologie und Politik des NS-Regimes voraus, so wären für den Kreis überdurchschnittliche Sterilisationszahlen zu erwarten.

Tabelle 7: Die Anzahl der Sterilisationsoperationen im Deutschen Reich und im Kreis Steinburg im Zeitraum 1934 bis 1936 - ein Vergleich

Bevölkerung	Deutsches. Reich 66.030461		Kreis Steinburg 81.853		Kreis Steinburg ohne LII & LAA		Multiplikator Krs. St./D. R. ohne LH & LAA	Multiplikator Krs. St./D. R. mit LH & LAA
Jahr	Fälle	%	Fälle	%	Fälle	%	%	%
1934	32.268	0,04886	67	0,08185	62	0,07575	1,55	1,68
1935	73.174	0,11082	83	0,1014	56	0,06841	0,62	0,91
1936	63.547	0,09624	147	0,17959	125	0,15271	1,59	1,87
1934-1936	168.989	0,25592	297	0,36284	215	0,26267	1,03	1,42

Quelle: Ganssmüller (1987), S. 45; StAItz Abt. 730, Nr. 728 ("Verzeichnis der Erbkranken", 1934 bis 1936); Statistik des Deutschen Reiches, Bd. 451, S. 12, 120. LH = Landesheim Heiligenstedten, LAA = Landesarbeitsanstalt (Glückstadt).

Da nur für die Jahre 1934 bis 1936 gesicherte reichsweite Sterilisationszahlen bekannt sind,[481] diese andererseits aber auch die Kernzeit des Sterilisationsprogramms widerspiegeln, sollen die Daten für das Deutsche Reich mit den örtlichen Zahlen verglichen werden. Dabei ergibt sich, daß in den drei angegebenen Jahren im Kreis Steinburg - prozentual zur Bevölkerung - fast eineinhalbmal soviele Sterilisationsoperationen wie im Reich durchgeführt wurden (vgl. Tabelle 7). Der Verdacht liegt nahe, daß für diese

---

[479]   Klaus Bästlein: *Zur "Rechts"-Praxis des Schleswig-Holsteinischen Sondergerichts 1937-1945.* Beitrag für die Festschrift zum 125jährigen Bestehen der Schleswig-Holsteinischen Generalstaatsanwaltschaft. Manuskript, Hamburg 1992, S. 8.

[480]   Willy Ehlers: *Schleswig-Holstein*. Berlin 1941, S. 9.

[481]   Vgl. Ganssmüller (1987), S. 45.

Differenz die Operationen an den Insassen der Glückstädter Landesarbeitsanstalt und, seit 1936, an den Bewohnern des Heiligenstedtener Landesheimes verantwortlich sind. Lassen wir diese Sterilisationen unberücksichtigt, reduziert sich der Unterschied: im Kreis wurde im Schnitt dieser Jahre 1,03mal soviel operiert wie im Reichsdurchschnitt. Dieser Multiplikator kann als unbeachtlich eingestuft werden. Als Ergebnis kann deshalb festgehalten werden, daß zwar de facto der Sterilisationspolitik im Untersuchungsgebiet eine nicht unerheblich größere Bedeutung als im Reichsdurchschnitt zukam, daß aber die Präsenz zweier Anstalten im Kreis, aus denen mehrere hundert Insassen zwangssterilisiert wurden, als heranzuziehendes Erklärungsmoment befriedigen kann.

17. Kontinuität und Entschädigung: der Umgang mit Zwangssterilisierten nach 1945

Das Sterilisationsgesetz wurde in Schleswig-Holstein nach Kriegsende zunächst nicht aufgehoben - im Gegensatz zu den Ländern Bayern, Württemberg-Baden und Hessen und der sowjetischen Zone. Das Sterilisieren wurde vielmehr dadurch beendet, daß die Alliierten die Sterilisationsgerichte bei den Amtsgerichten auflösten.[482] Erst mit dem 5. Strafrechtsreformgesetz von 1974 wurde das Gesetz endgültig in der Bundesrepublik abgeschafft.[483]

17.1. Wiederaufnahmeverfahren

Aufgrund der Verordnung des Präsidenten des Zentraljustizamtes der britischen Besatzungszone vom 28. Juli 1947 konnten Sterilisierte auch nach Kriegsende noch die Wiederaufnahme des Verfahrens beantragen.[484] Da die Gerichte in diesen Verfahren die Sach- und Rechtsentscheidung auf der Grundlage des GzVeN trafen, unterschieden sich die Beschlüsse in Begrifflichkeit und Argumentationsstruktur nur unwesentlich von nationalsozialistischen Entscheidungen. Die 1920 im Kreis Steinburg geborene E. W. war nach der Anordnung ihrer Unfruchtbarmachung durch Beschluß des EG Altona vom 27. Februar 1936 im selben Jahr sterilisiert worden. Zehn Jahre später bestätigte das EOG Kiel diese Entscheidung mit Beschluß vom 22. April 1946. Am 10. Januar 1950 lehnte das Kieler Amtsgericht, Abt. 4, eine Wiederaufnahme des Verfahrens u.a. mit folgender Begründung ab: "Sie ließ erkennen, daß ihr Interesse lediglich den primitivsten Bedürfnissen ihres Lebens gilt, daß ihre Urteilsfähigkeit beschränkt und ihre Auffassungsgabe Frauen ihres Lebenskreises gegenüber erheblich herabgesetzt sind. Da die Lebensführung der Antragstellerin ergibt, daß von einer Bewährung nicht die Rede sein kann, konnten keine Momente festgestellt werden, die im Jahre 1936 getroffene andere Diagnose hinfällig werden zu lassen."[485]

In mehreren Fällen waren die Wiederaufnahmeverfahren erfolgreich, die NS-Beschlüsse wurden aufgehoben. Doch selbst in diesen Fällen erweckt zumindest die spontane richterliche Beschlußfindung den Eindruck einer gewissen Zufälligkeit.

---

[482] Vgl. Bock (1986), S. 245.

[483] Vgl. Sabine Krause: *Wiedergutmachung*. Die Nachkriegsgeschichte, S. 169. In: Vera Bendt/Nicola Galliner (Hrsg.): *Öffne Deine Hand für die Stummen*. Die Geschichte der Israelitischen Taubstummen-Anstalt Berlin-Weissensee 1873 bis 1942. Berlin 1993, S. 159-173.

[484] Vgl. VOBl. BrZ S. 110, zit. n. BEG-Kommentar, S. 777, Rn. 21; vgl. auch Bock (1986), S. 245.

[485] StAItz Abt. 730, Nr. 735.

Nachdem die 30jährige Gerda F. von der Universitätsklinik Hamburg-Eppendorf wohlwollend begutachtet worden war, befand das Gericht entsprechend: "Die Antragstellerin machte im Termin vom 27.09.1951 einen frischen und aufgeweckten Eindruck und konnte die ihr gestellten Fragen zur Zufriedenheit des erkennenden Gerichts beantworten. Ihrem Antrage war daher - wie geschehen - stattzugeben [...]."[486]

Wenngleich eine derartige Entscheidung den Antragstellern keine materiellen Vergünstigungen bescherte, bedeutete sie eine gewisse persönliche Genugtuung und war mit dem Recht verknüpft, eine Refertilisierungsoperation durchführen zu lassen.

17.2. Das Verfahren über die Anerkennung als Opfer des Nationalsozialismus

Auf der Grundlage der Zonenanweisung 2900 und seit 1948 auf Grund des schleswigholsteinischen Verfahrensgesetzes bestand die Möglichkeit der Anerkennung als "Opfer des Nationalsozialismus" (OdN). Schon 1952 entschied aber das auch für Schleswig-Holstein zuständige Oberverwaltungsgericht in Lüneburg, daß die Opfer von zwangsweiser Sterilisation von der Anerkennung ausgeschlossen seien, sofern diese "im ordentlichen Verfahren durch ein Erbgesundheitsgericht aus eugenischen Gründen angeordnet worden ist".[487]

17.2.1. Das Bundesergänzungsgesetz (BEG)

Am 18. September 1953 wurde das "Bundesergänzungsgesetz zur Entschädigung für Opfer der nationalsozialistischen Verfolgung (BEG)" verabschiedet, das Entschädigungsansprüche für denjenigen vorsah, der "wegen seiner gegen den Nationalsozialismus gerichteten politischen Überzeugung, aus Gründen der Rasse, des Glaubens oder der Weltanschauung (Verfolgungsgründe) durch nationalsozialistische Gewaltmaßnahmen verfolgt worden ist."[488] Dieses Gesetz erfuhr jedoch durch die richterliche Auslegung derartige Einschränkungen, daß Zwangssterilisierte keine Ansprüche geltend machen konnten. Die sterilisierten Insassen der Arbeitshäuser schieden als "Asoziale" und "Berufsverbrecher" aus, da kein politischer Gegner des Nationalsozialismus sein könne, "wer eine Einordnung in das staatliche Leben überhaupt ablehnte und daher mit jeder staatlichen Ordnung in Konflikt geriet" und infolgedessen als "Gegner jeden Staates und jeder Staatsform" angesehen werden müsse.[489] "Geisteskranke", "Geistes-

---

486 StAItz Abt. 730, Nr. 735.
487 Urt. OVG Lüneburg v. 18.01.1952 = III OVG A 173/51; zit. n. Hartmann: *Das schleswig-holsteinische Wiedergutmachungsrecht*, Teil 1, S. 59, in: SchlAnz, April 1952, S. 57-60.
488 § 1 Abs. 1 Satz 1 BEG; zit. n. BEG-Kommentar, S. 1193.
489 BEG-Kommentar, S. 172, Rn. 11.

schwache", "Schizophrene", "schizoide Psychopathen" und "psychopathische Queru-
lanten" wurden nicht unter den Gegnerbegriff subsumiert, da kein Gegner war, "wer
nicht die Fähigkeiten besaß, Erwägungen anzustellen, die zu einer politischen Gegner-
schaft führten."[490]

Der Fall des Itzehoers W.L. kann als Ausnahme gelten. Der inzwischen 38jährige
machte im Juni 1957 beim schleswig-holsteinischen Landesentschädigungsamt Ansprüche geltend mit dem Argument, er sei aus Gründen seiner politischen Gegner-
schaft gegen die nationalsozialistische Regierung sterilisiert worden.[491] Tatsächlich
war allerdings nur gegen seinen Vater im Jahre 1932 ein Hochverratsverfahren geführt
worden, das aus juristischer Sicht keine politische Verfolgung des Sohnes während der
NS-Zeit begründete.

Zu erwarten wäre, daß die bundesdeutsche Rechtssprechung die Zwangssterilisierten als "rassisch Verfolgte" der Entschädigung für würdig befunden hätte, da die
Sterilisationen, so das OLG München, "zur Reinerhaltung der Rasse von fehlerhaften
Erbanlagen durchgeführt wurden."[492] Ohne weitere Begründung stufte der Kommentar zum BEG die Sterilisierungen aber als "keine rassischen Verfolgungsmaßnahmen"
ein.[493] Für die Opfer sah das Gesetz nun "Härteausgleichsleistungen" vor, die allerdings wiederum an derartig enge Voraussetzungen geknüpft waren, daß nur eine verschwindende Minderheit der Sterilisierten in ihren Genuß kam. Der Härteausgleich
wurde nur denen gewährt, die ohne vorausgegangenes Verfahren nach dem GzVeN
sterilisiert worden waren (§171 Abs. 3 Nr. 1 BEG). Selbst diese kleine Opfergruppe
erhielt Zahlungen nur dann, wenn durch die Sterilisation die Erwerbsfähigkeit um 25
% beeinträchtigt war. "Der immaterielle Schaden (verlorenes Lebensglück) kann hier
wie auch sonst im Gesetz nicht berücksichtigt werden", so der Gesetzes-Kommentar.[494] Mängel der EG- und EOG-Verfahren konnten in jedem Fall keinen Entschädi-
gungsanspruch begründen, selbst wenn die Beschlüsse der NS-Gerichte in einem Wiederaufnahmeverfahren aufgehoben werden sollten.[495]

17.2.2. Das "Allgemeine Kriegsfolgengesetz" (AKG)

Ein verschwindend geringer Anteil der Zwangssterilisierten konnte Ansprüche nach
dem rechtlich minderwertigeren "Allgemeinen Kriegsfolgengesetz" (AKG) aus dem
Jahre 1957 geltend machen.[496] Leistungen nach dem AKG waren möglich, sofern die

---

490   Ebenda, S. 172 f., Rn. 14.
491   Vgl. StAItz Abt. 730, Nr. 244.
492   Zit. n. BEG-Kommentar, S. 182, Rn. 33.
493   BEG-Kommentar, S. 182, Rn. 33.
494   Ebenda, S. 776, Rn. 19.
495   Ebenda, S. 777, Rn. 21.
496   Vgl. Lotte Incesu/Günter Saathoff: *Die verweigerte Nichtigkeitserklärung für das NS-Erbge-
     sundheitsgesetz*. Eine "Große Koalition" gegen die Zwangssterilisierten, S. 125 f., in: Demokra-
     tie und Recht, 1988, S. 125-132

Zwangssterilisation zwar aufgrund des "Erbgesundheitsgesetzes" ausgeführt, die Sterilisation jedoch fehlerhaft oder unter Verletzung der Vorschriften dieses Gesetzes durchgeführt worden war.

Keine Ansprüche hingegen begründete eine fehlerhafte Diagnose, auf deren Grundlage das Gericht den Sterilisationsbeschluß gefällt hatte. "Hierbei ist es unerheblich, ob die seinerzeitige Diagnose, wonach der Schwachsinn als erbbedingt angesehen wurde, fehlsam war oder nicht. Entscheidend ist, daß der seinerzeitige Eingriff erst nach Ablauf eines ordentlichen Erbgesundheitsverfahrens erfolgte", entschied am 31. März 1959 das Landesentschädigungsamt Schleswig-Holstein im Falle der 1915 geborenen E. H.[497]

Auf die Anwendung dieses Gesetzes zielte möglicherweise auch die Eingabe eines Anwaltes aus Wilster, der 1967 das Itzehoer Gesundheitsamt um Stellungnahme bat. Die Sterilisation seiner Mandantin, die 1936 im Wilsterer Menckestift durchgeführt worden war, habe "einen vorzeitigen Abbau aller Körperfunktionen zur Folge" gehabt und dazu geführt, daß sie "im Jahre 1964 einen Schlaganfall erlitt, der sie rechtsseitig lähmte und zu einem heute noch andauernden Pflegefall machte." Das Itzehoer Gesundheitsamt antwortete, daß "nach dem derzeitigen Stand der medizinischen Wissenschaft [...] allenfalls eine Kastration (Entfernung der Eierstöcke) die von Ihnen angegebenen Leiden im Sinne einer Verschlimmerung beeinflussen" könnte, "nicht aber eine Sterilisation".[498] Ob der Anwalt daraufhin weitere rechtliche Schritte unternahm, ist nicht bekannt.

Von den bekannt gewordenen Wiedergutmachungsverfahren Steinburger Sterilisationsopfer führte kein einziges zu einer Anerkennung der geltend gemachten Ansprüche.

17.3. Die Härtefonds

Im Jahre 1980 schuf die damalige Bundesregierung einen sogenannten "Härtefonds" für nicht jüdisch Verfolgte, auf dessen Leistung allerdings kein Rechtsanspruch bestand. Aus diesem Fonds konnten Zwangssterilisierte auf Antrag eine einmalige Zuwendung von bis zu 5000,- DM (heute ca. 2.500 Euro) erhalten, soweit sie nicht bereits anderweitig Leistungen erhielten.[499] 1990 wurde diese Regel dahingehend erweitert, daß nun auch laufende Leistungen, also Renten, in Höhe von DM 100,- (heute ca. 50 Euro) pro Monat an Zwangssterilisierte gezahlt werden. Wenn durch die Sterilisation ein nachhaltiger Gesundheitsschaden eingetreten ist, können darüberhinausgehende laufende Leistungen gewährt werden.[500]

---

497 LAS Abt. 352 Kiel Nr. 10733.
498 Vgl. StAItz Abt. 730, Nr. 72.
499 Vgl. Incesu (1988), S. 126.
500 Vgl. Krause (1993), S. 173.

Eine Nichtigkeitserklärung des "Erbgesundheitsgesetzes", das rechtsdogmatisch wegen Widerspruchs zum Grundgesetz nach dessen Inkrafttreten nicht hätte fortgelten dürfen,[501] steht bis heute aus. Ein solcher Schritt würde noch nicht einmal bedeuten, daß die Zwangssterilisierten nachträglich zu Opfern des NS-Regimes mit einem Rechtsanspruch auf BEG-Leistungen erklärt werden müßten, wie Lotte Incesu schreibt[502], denn die Ausschlußfrist des BEG ließ Anträge nur bis 1969 zu.[503] Dennoch einigte sich die Regierungskoalition im Einklang mit der SPD im Januar 1988 im Justizausschuß des Deutschen Bundestages, das GzVeN nicht als ein nationalsozialistisches Unrechtsgesetz einzustufen und aufzuheben.[504]

---

501 Vgl. Incesu (1988), S. 130 f.

502 Vgl. ebenda (1988), S. 132.

503 Vgl. *Aktion Sühnezeichen: Entschädigung aller NS-Verfolgten gefordert.* In: FR vom 01.09. 1995.

504 Vgl. Heesch (1995 a), S. 211.

18. Die Akteure der regionalen Sterilisationspolitik nach 1945

Die Ärzte und Juristen, die die Durchführung des Sterilisationsprogrammes gewährleistet hatten, wurden wegen ihrer Umsetzung nationalsozialistischer Sterilisationspolitik in keiner Weise rechtlich belangt. Galt doch das Gesetz, auf das sie ihr Handeln gestützt hatten, nach 1945, wie schon oben dargestellt, nicht als nationalsozialistisches Unrechtsgesetz. So wie vor 1980 auf eine Entschädigung nur die wenigen Opfer hoffen konnten, deren Sterilisation "extralegal" erfolgt war, so wurden die Staatsanwaltschaften im Nachkriegsdeutschland auch nur dann aktiv, wenn der Verdacht einer ungesetzlichen Sterilisation bestand.

Als die britische Militärregierung im September 1945 auch im Kreis Steinburg und hier speziell in der Kreisstadt Itzehoe Entlassungen vornahm, waren zwar auch zwei Bedienstete des Gesundheitsamtes unter den des Dienstes enthobenen Personen.[505] Tatsächlich handelte es sich aber nicht um den Amtsarzt und seinen Stellvertreter, sondern um den Hausmeister und eine technische Angestellte, wobei das Entlassungskriterium vermutlich die Zugehörigkeit zur NSDAP und ihren Gliederungen und mit Sicherheit nicht die Partizipation an der Durchsetzung der NS-Gesundheitspolitik war. Der Leiter des Itzehoer Gesundheitsamtes Dr. Wilhelm Schmedt wurde hingegen im Amt belassen, da die britische Militärregierung hinsichtlich seiner Person "no objection to appointment or retention"[506] besaß. Erst im Januar 1947 erhielt der deutsche Entnazifizierungsausschuß im Kreis Steinburg von der Militärregierung eine Liste, in der der Name des Amtsarztes den Vermerk "exclude as 'Amtsarzt'" trug. Ein Jahr später stellte der Ausschuß in einem Schreiben vom 16. Januar 1948 fest, daß "anscheinend [...] dieser Beschluß Herrn Dr. Schmedt nicht zugestellt worden [sei], denn er befindet sich noch heute als Amtsarzt in seiner Stellung bei dem Staatl. Gesundheitsamt des Kreises Steinburg."[507] Diese vollendeten Tatsachen wurden gut drei Wochen später administrativ abgesegnet, indem das Entnazifizierungsverfahren des Dr. Schmedt mit seiner Einstufung in die Kategorie IV "Mitläufer" seinen Abschluß fand. Keine zwei Monate später, am 31. März 1948, schickte die schleswig-holsteinische Landesregierung dem OLG-Präsidenten eine Liste mit den Namen ärztlicher Beisitzer für das Amtsgericht Kiel, Abteilung Erbgesundheitssachen, und das Erbgesundheitsobergericht. Einer von ihnen war der Itzehoer Medizinalrat Dr. Schmedt.[508]

Prof. Zoeppritz wurde im August 1948 in die Gruppe V, also die Kategorie der "Entlasteten", eingestuft, ebenso schon im Dezember 1947 der frühere Leiter des Heiligenstedtener Landesheims Dr. Anton Abraham.[509]

---

505 Vgl. LAS Abt. 320 Steinburg Nr. 2752.
506 LAS vorläufige Abt. 460.13, vorläufige Nr. 118.
507 Ebenda.
508 Vgl. LAS Abt. 611 Nr. 563.
509 Vgl. LAS vorläufige Abt. 460.12, vorläufige Nr. 62.

Nicht wegen ihrer Parteizugehörigkeit und schon gar nicht aufgrund ihrer Aktivitäten im Rahmen der "Erbgesundheitspolitik" wurden diejenigen Ärzte zunächst nicht entlastet, die Mitglied einer der in den Nürnberger Prozessen zu verbrecherischen Organisationen erklärten Vereinigungen und Gruppen waren. Dies betraf in unserem Kontext vor allem die SS-Ärzte. Der frühere SS-Hauptsturmführer Dr. Erich Nissen legte dem Entnazifizierungsausschuß deshalb nicht weniger als 32 "Persilscheine", Zeugnisse seiner vermeintlichen Integrität, zu seiner Entlastung vor, die ihm vor allem Patienten ausgestellt hatten.[510] Obgleich der abschließende Beschluß des Ausschusses in seinem Fall nicht bekannt ist, kann man davon ausgehen, daß er keine härtere Sanktion zu gewärtigen hatte als die Geldstrafe, die gegen den Itzehoer SS-Arzt Dr. Wilhelm Bolte verhängt wurde. Über Bolte, der seit 1933 Sturmführer im Sanitätsdienst war, schrieb der Entnazifizierungsausschuß im November 1946: "Politisch nicht tragbar, Dr. B. war nachweislich überzeugter PG., hat zu Hitlers Tod noch geflaggt und kann von nazistischer Aktivität nicht freigesprochen werden."[511] Trotz Widerspruchs Boltes wurde dem Arzt im Mai 1949 vom Entnazifizierungs-Hauptausschuß die Zahlung eines Beitrags zum Wiederaufbaufonds (WAF) in Höhe von DM 600,- auferlegt, wobei allerdings ursprünglich ein Betrag von DM 1000,- gefordert worden war.

Dr. Ernst Königsdorf, der führende nationalsozialistische Ärzte-Funktionär im Kreis Steinburg, wurde zu einem WAF-Beitrag in Höhe von RM 3000,- und der Übernahme der Verfahrenskosten in Höhe von RM 300,- verurteilt und ansonsten in die Kategorie IV "Mitläufer" eingestuft.[512] Gegen den Itzehoer Krankenhausarzt Dr. Erwin Claussen hingegen, SA-Arzt wie Königsdorf, hegte der Entnazifizierungsausschuß "politisch keine Bedenken", da er "nur Nominal-Nazi" gewesen und "durch nazistische Aktivität nicht belastet" sei.[513]

Das einzige Gerichtsverfahren, das gegen einen Beteiligten explizit wegen seiner Beteiligung am Sterilisationsprogramm eingeleitet wurde, leitete der Itzehoer Oberstaatsanwalt Ende 1947 aufgrund der Anzeige eines Kunstmalers aus dem Kreis Pinneberg ein.[514] Der Künstler S., der aufgrund eines Beschlusses des EG Hamburg vom August 1938 wegen "Schizophrenie" sterilisiert worden war und in den Kriegsjahren zunächst im Gefängnis Ravensburg, später in der Württembergischen Heilanstalt Winnental festgehalten worden war, richtete seine Anzeige gegen mehrere Verantwortliche, unter anderem gegen den Pinneberger Amtsarzt Medizinalrat Dr. Edmund Steinebach, und zwar wegen "Verbrechens gegen die Menschlichkeit." Die Itzehoer Staatsanwaltschaft stellte das Verfahren schon ein Dreivierteljahr später, am 22. März 1948 ohne Anklageerhebung ein. Zuvor hatte der Staatsanwalt in einer Verfügung unter anderem ausgeführt: "Im übrigen ist anzunehmen, daß die Anordnung der Unfruchtbarmachung zu Recht geschehen ist. Wenn man aufgrund der Anzeigebehauptungen irgendwelchen Zweifeln in dieser Richtung Raum geben wollte, so werden diese meines Erachtens durch den sonstigen Inhalt der Eingaben des Anzeigenden selbst behoben.

---

510   Vgl. LAS vorläufige Abt. 460.13, vorläufige Nr. 70.

511   LAS vorläufige Abt. 460.13, vorläufige Nr. 104.

512   Vgl. LAS vorläufige Abt. 460.13, vorläufige Nr. 70.

513   LAS vorläufige Abt. 460.13, vorläufige Nr. 122.

514   Vgl. LAS Abt. 352, Nr. 528.

Stil, Art der Darstellung und Inhalt lassen allenthalben den schweren Psychopathen und seine durch und durch egozentrische Lebensanschauung mit aller Deutlichkeit erkennen. Hiernach sind die Behauptungen über "Attestfälschungen" und Aufstellung unrichtiger Gutachten durch Prof. Bürger-Prinz unbedenklich als kritiklose Selbsttäuschung des Anzeigenden abzutun, und somit entfällt auch jede Möglichkeit einer strafrechtlichen Schuld auf Seiten des Amtsarztes Dr. med. Steinebach." Die staatsanwaltschaftliche Entscheidung mag nicht unbeeinflußt gewesen sein von einer offenherzigen Verlautbarung des Anzeigenden, der Mitglied der linksgerichteten "Vereinigung der Verfolgten des Naziregimes" war: "Ich bin - das sage ich offen - durch und durch nur Kommunist und nicht zu beeinflussen durch andere Ideologien."[515] So wie der Maler das Interesse der Alliierten an einer Verfolgung der Täter des Zwangssterilisationsprogramms völlig falsch einschätzte - "Das Verfahren gegen die von uns Sterilisierten wegen Verbrechen geg[en] d[ie] M[enschlichkeit] eingeleiteten Verbrecher läuft längst bei der Justiz der Amerikaner u[nd] deren Verbündeten."[516] -, so hielt er auch den Staatsanwalt für einen im Nachkriegsdeutschland nicht repräsentativen Vertreter der "alten Ordnung", der in einem demokratischen Deutschland keine berufliche Zukunft haben könne: "Wenn Sie die Ansicht vertreten, daß die Ordnung und Ruhe besser bleibt, wenn Methoden wie die Befehle des Dr. Conti (NS Reichsärztekammerpräsident des 1000jährigen Reiches) streng u[nd] haargenau befolgt werden, so sind Sie auch heute noch, nach 3 Jahren Sieg über den Massenmordbefehleerteiler Himmler, Hitler, Göring, Goebbels ein warmer Verfechter u[nd] Anwalt des 3. Reiches. Ich glaubte, mit einem Staatsanwalt neuer Art zu korrespondieren u[nd] entdeckte einen Nazi in dem Ober - staats - anwalt!! Wie heißt denn der Staat, den Sie schützen? Bezahlt Sie das deutsche Volk für Ihre Arbeit? Seit 6.8.1947 schreibe ich Ihnen u[nd] hatte den Glauben, es mit einem Antifaschisten zu tun zu haben. Ihre Vergangenheit mag noch zu trübe sein, von Ihrer Zukunft sollten Sie unter solchen Umständen wenig erhoffen!" Tatsächlich sollte die deutsche, später bundesdeutsche Justiz von der hier angedeuteten Linie bei der Verfolgung von Sterilisations-Akteuren auch in Zukunft nicht abweichen.

---

515 Schreiben des S. an die StA Itzehoe vom 12.03.1948; LAS Abt. 352, Nr. 528.
516 Schreiben des S. an die StA Itzehoe vom 03.04.1948; LAS Abt. 352, Nr. 528.

19. Zusammenfassende Betrachtung

Als der Deutsche Reichstag im Sommer 1933 das "Gesetz zur Verhütung erbkranken Nachwuchses" (GzVeN) verabschiedete, realisierten sich damit Bestrebungen, die eine deutsche "rassenhygienische" Bewegung seit mehr als einem Vierteljahrhundert verfolgt hatte. Die Einführung eines Gesetzes, das die eugenische Sterilisation auch gegen den Willen der Betroffenen für zulässig erklärte, schien die Utopie eines "erbgesunden deutschen Volkes" in absehbare zeitliche Nähe zu rücken. Während im verbreiteten Bild der nationalsozialistischen Jahre der Pronatalismus, die "positive" Bevölkerungspolitik, die Züchtung eines hochgewachsenen, blondhaarigen und blauäugigen Menschenschlages den zentralen Raum einnimmt, muß tatsächlich auch der Kehrseite dieses Programmes, dem Antinatalismus, der "negativen" Bevölkerungspolitik, der "Ausmerzung" all derjeniger, die in einem bestimmten Maße von dem nationalsozialistisch propagierten Menschentypus abwichen, eine immanente Wichtigkeit beigemessen werden. Sprachen doch schon die Nationalsozialisten von dem "Erbkrankengesetz" als dem "Grundgesetz" des völkischen Staates.

Nach der Verabschiedung des GzVeN wurde dessen Inkrafttreten ein halbes Jahr später durch eine Propaganda-Kampagne vorbereitet und begleitet, in deren Rahmen sich die NS-Rassenhygieniker nicht nur der traditionellen Werbemittel, der Printmedien und Vortragsveranstaltungen, bedienten, sondern in zunehmendem Maße auch die in jenen Jahren noch jungen modernen Massenkommunikationsmittel, den Rundfunk und den Film, einsetzten. Derart propagandistisch gestützt, begannen Anfang 1934 die Gesundheitsämter - so auch das in Itzehoe ansässige, für den Kreis Steinburg zuständige Amt - als zentrale Institutionen der Sterilisationspolitik, aufgrund hunderter von Sterilisationsanzeigen entsprechende Anträge auf Unfruchtbarmachung bei neugeschaffenen "Erbgesundheitsgerichten" zu stellen. Im Kreis Steinburg wurden auf diese Weise mehr als 2% der Bevölkerung im "fortpflanzungsfähigen" Alter angezeigt, da sie tatsächlich oder vermeintlich an einer der neun im Sterilisationsgesetz aufgezählten Krankheiten litten. Die "erbgesundheitliche" Tätigkeit der Gesundheitsverwaltung war jedoch nur möglich in Zusammenarbeit mit einer Vielzahl von Behörden und Einrichtungen. In den ersten Jahren der Implementierung des Sterilisationsprogrammes waren es vor allem die Landesheil- und Pflegeanstalten in Schleswig und Neustadt, das Landesheim in Heiligenstedten und die Landesarbeitsanstalt in Glückstadt, die ihre Patienten und Insassen zur Unfruchtbarmachung meldeten. Eine wichtige Funktion übernahm auch die Itzehoer Hilfsschule, die als "Sammelbecken für Erbkranke" neben ihrer pädagogischen Funktion im Rahmen der Rassenhygiene vor allem gutachterliche Aufgaben übernahm. Beinahe ein Viertel der Schüler, die seit der Gründung der Hilfsschule im Jahre 1907 dort unterrichtet worden waren, wurde zur Sterilisation angezeigt, etwa jeder Zehnte wurde im Endeffekt unfruchtbar gemacht.

Die Entscheidung, ob eine zur Sterilisation angezeigte Person auch operiert werden sollte, fällte für den Kreis Steinburg zunächst das "Erbgesundheitsgericht" in Altona, seit April 1937 ein beim Itzehoer Amtsgericht neu eingerichtetes Sterilisationsgericht. Obgleich sowohl durchgeführte Intelligenzprüfungen als auch amtsärztliche und fachärztliche medizinische Gutachten, die zur gerichtlichen Entscheidungsfindung herangezogen wurden, suggerieren konnten, daß die drei "Erbgesundheits-Richter", jeweils ein Jurist und zwei Mediziner, einen medizinisch begründeten Beschluß fällten, handelte es sich bei einer Vielzahl der Gerichtsentscheidungen ausschließlich um soziale Werturteile. Es waren in erster Linie Angehörige der gesellschaftlichen Unterschicht, über deren Wert für die "Volksgemeinschaft" anhand von Kriterien wie ökonomische Produktivität, moralische Integrität oder körperliche Attraktivität entschieden wurde. Gut 95% der verfolgten Menschen wurden unter die vier psychiatrischen Diagnosen "angeborener Schwachsinn", "Schizophrenie", "manisch-depressives Irresein" und "Epilepsie" subsumiert, wobei die "Schwachsinnigen" mit fast zwei Dritteln der Betroffenen die größte Zielgruppe der Eugeniker darstellten. Nur jeder Zehnte legte gegen die Anordnung seiner Sterilisation Beschwerde ein, die jedoch - allerdings ganz erheblich in Abhängigkeit von der Krankheitsdiagnose - durchaus Erfolg versprach. Die Operation wurde in den meisten Fällen in Einrichtungen im Kreis Steinburg vorgenommen, allen voran im Itzehoer Julienstift und im Städtischen Krankenhaus der Stadt Glückstadt. Zumal bei Frauen war der operative Eingriff nicht ungefährlich und konnte im Einzelfall - vor allem durch Lungenembolie oder Thrombose - zum Tode führen.

Für die Betroffenen bedeutete die Sterilisation eine körperliche und allzu häufig auch existentielle seelische Verletzung, die manch einen in den selbstgewählten Tod trieb. Lebensperspektiven raubte aber nicht nur die erzwungene Kinderlosigkeit, sondern Eheverbote, die das 1935 erlassene "Ehegesundheitsgesetz" gegen viele Zwangssterilisierte aussprach, zerstörten manche Partnerschaft. Darüber hinaus führte das Etikett "erbkrank" zur Streichung zahlreicher staatlicher Vergünstigungen. Entsprechend widersetzten sich viele Betroffene dem Verfahren auf allen seinen Ebenen. In den meisten Fällen beschränkte sich der nationalsozialistische Staat darauf, das Verfahren dennoch mit Polizeigewalt zu betreiben. In Einzelfällen sanktionierte er jedoch Widersetzlichkeiten, zumal von Seiten Angehöriger, mit mehrmonatigen Gefängnisstrafen. Obgleich der öffentliche Widerstand gegen die Durchsetzung des GzVeN im protestantischen Norden erheblich geringer war als in Regionen, in denen die katholische Konfession vorherrschte, geriet die Sterilisationspolitik auch in Schleswig-Holstein seit Mitte der 1930er Jahre in eine Krise, die sich in sinkenden Verfahrenszahlen niederschlug. Nach Kriegsbeginn wurden die Sterilisationsaktivitäten noch weiter eingeschränkt; immerhin ein Fünftel der Operationen fand aber noch während des Zweiten Weltkrieges statt.

Insofern stimmt es nur bedingt, daß die Psychiatriemorde, das sogenannte "Euthanasie"-Programm, das Sterilisationsprogramm ablösten. Anhand des Schicksals vieler Steinburger Sterilisierter läßt sich dokumentieren, daß eine klare Trennung zwischen den Opfern der Sterilisation und der "Euthanasie" - hier die "leicht Behinderten" als Zielgruppe, dort die "schweren Fälle" - nicht vorgenommen werden kann. Während schon vor Kriegsbeginn quasi präventiv auch Menschen sterilisiert worden waren, für die eine dauernde Anstaltsunterbringung vorgesehen war, wurden aus den schleswigholsteinischen Anstalten auch Steinburger in die Vernichtungsanstalten in Bernburg und Meseritz-Obrawalde deportiert, deren Behinderungsgrad dies nicht ohne weiteres erkären kann.

Die Nachkriegszeit bedeutete für diejenigen Sterilisationsopfer, die eine Entschädigung für ihr erlittenes Unrecht erhofften und "Wiedergutmachungsverfahren" betrieben, weitere Demütigungen und Enttäuschungen. Da das GzVeN nicht als typisches nationalsozialistisches Unrechtsgesetz eingestuft und erst 1974 aufgehoben wurde, sahen das "Bundesergänzungsgesetz", das "Bundesentschädigungsgesetz" oder das "Allgemeine Kriegsfolgen-Gesetz" Ausgleichszahlungen für Zwangssterilisierte nur in eng umgrenzten, in der Praxis gleichsam irrelevanten Ausnahmefällen vor. Erst seit 1980 können die Betroffenen eine einmalige Entschädigung in Höhe von DM 5000,- beantragen, seit 1988 kann außerdem eine monatliche Rente in Höhe von DM 100,- eingefordert werden.

Abkürzungen

AGR	Amtsgerichtsrat
AKENS	Arbeitskreis zur Erforschung des Nationalsozialismus in Schleswig-Holstein
Archiv AG Itz	Archiv des Amtsgerichtes Itzehoe
ÄHSH	Ärzteblatt für Hamburg und Schleswig-Holstein
BDC	Bundesarchiv, Abt. III, Außenstelle Berlin-Zehlendorf (ehemals Berlin Document Center)
BEG	Das Bundesergänzungsgesetz zur Entschädigung für Opfer der nationalsozialistischen Verfolgung
DR	Deutsches Reich
EG	"Erbgesundheitsgericht"
EOG	"Erbgesundheitsobergericht"
FAZ	Frankfurter Allgemeine Zeitung (Frankfurt)
FR	Frankfurter Rundschau (Frankfurt)
GA	Gesundheitsamt
GzVeN	"Gesetz zur Verhütung erbkranken Nachwuchses"
INFO	Informationen zur Schleswig-Holsteinischen Zeitgeschichte
IZRG	Institut für schleswig-holsteinische Zeit- und Regionalgeschichte
JW	Juristische Wochenschrift
LAA	Landesarbeitsanstalt
LAS	Landesarchiv Schleswig
LH	Landesheim Heiligenstedten
LHA	Landesheilanstalt
N	Fallzahl
NK	Nordischer Kurier (Itzehoe)
NR	Norddeutsche Rundschau (Itzehoe)
NSLB	Nationalsozialistischer Lehrerbund
NSV	Nationalsozialistische Volkswohlfahrt
OGR	Obergerichtsrat
OLG	Oberlandesgericht
RPA	Rassenpolitisches Amt der NSDAP
SA	Sturmabteilung
SchlAnz	Schleswig-Holsteinische Anzeigen. Justizministerialblatt für Schleswig-Holstein.
SHT	Schleswig-Holsteinische Tageszeitung (Itzehoe)
SS	Schutzstaffel
StA	Staatsanwaltschaft
StAGl	Stadtarchiv Glückstadt
StAItz	Gemeinsames Archiv des Kreises Steinburg und der Stadt Itzehoe

VVN	"Vereinigung der Verfolgten des Naziregimes - Bund der Antifaschisten"
WAF	Wiederaufbaufonds
WZ	Wilstersche Zeitung (Wilster)
TAZ	Die Tageszeitung (Hamburg)

Quellen und Literatur

Zeitgenössische Quellen

Ungedruckte Quellen

Archiv des Amtsgerichtes Itzehoe
    Registraturen des "Erbgesundheitsgerichts" 1937 bis 1945

Archiv der "Pestalozzi-Schule" Itzehoe (Sonderschule L)
    "Schülerverzeichnis der Hilfsschule Itzehoe 1907 bis 1950"

Bundesarchiv, Abt. III, Außenstelle Berlin-Zehlendorf (ehemals Berlin Document
    Center, BDC)
    PK Alfred Stahmer
    PK Heinrich Zoeppritz
    RS Willi Erhardt
    RS Erich Nissen
    SA Konrad Walter Brandes
    SSO Wilhelm Bolte
    SSO Willi Erhardt
    SSO Erich Nissen

Gemeinsames Archiv des Kreises Steinburg und der Stadt Itzehoe
    Abt. 730 (Gesundheitswesen) Nr. 1-3500
    Abt. U Nr. 54

Landesarchiv Schleswig

Abt. 64.1.	(Königliche bzw. provinzialständische Verwaltung der Irrenanstalt zu Schleswig) Nr. 45 und 46
Abt. 309	(Regierung zu Schleswig) Nr. 23141-23166 (= Abt. 405 (Photokopien) Nr. 248-261 - anonymisierte Fassung des ersteren)
Abt. 320	(Kreise) Steinburg Nr. 599; 635; 2752
Abt. 350	(Oberlandesgericht zu Kiel) Nr. 4115
Abt. 352	(Landgerichte und Staatsanwaltschaften zu Altona und Kiel) Nr. 943-946
Abt. 352	Kiel Nr. 10589, 10733, 11263, 12309 (Wiedergutmachungsverfahren)
Abt. 358	(Sondergerichte) Nr. 8212
Abt. 454	Nr. 4

Abt. 460.12   (Entnazifizierungsverfahren) Nr. 20, 62
               [vorläufige Abt.- und Akten-Nrn.]
Abt. 460.13   (Entnazifizierungsverfahren) Nr. 69, 70, 92, 104, 109, 111, 118,
               119, 121, 122, 134 [vorläufige Abt.- und Akten-Nrn.]
Abt. 611   (Gesundheitsministerium) Nr. 563
Abt. 761   (Sozialministerium) Nr. 8741, 13442, 17835, 17852

Stadtarchiv Glückstadt
Abt. c, 1940 h

Vor 1945 erschienene Veröffentlichungen

Ehlers, Willy: Schleswig-Holstein. Berlin 1941.
Ergebnisse der Volks-, Berufs- und landwirtschaftlichen Betriebszählung 1939 in den Gemeinden. Heft 7: Provinz Schleswig-Holstein, Hansestadt Hamburg, Mecklenburg (= Statistik des Deutschen Reiches, Band 559,7).
Greggersen, H.: Ergebnisse einer Nachuntersuchung über das Schicksal einer Reihe aufgrund des Gesetzes zur Verhütung erbkranken Nachwuchses unfruchtbar gemachter Männer. Diss. Med., Kiel 1939.
Grunau, Martin: Fünf Jahre Erbgesundheitsgerichtsbarkeit. In: JW 1939, S. 467-473.
Gütt, Arthur/Ernst Rüdin/Falk Ruttke: Das Gesetz zur Verhütung erbkranken Nachwuchses. München 1934.
Handbuch über den Preußischen Staat für das Jahr 1938. Hrsg. vom Preußischen Staatsministerium, Berlin 1938.
Kalender für Reichsjustizbeamte für das Jahr 1941. 2. Teil, Berlin 1941.
Krause, Ursula: Erfahrungen und Ergebnisse bei 315 Sterilisationen aus eugenischer Indikation vom 4. April 1934 bis zum 1. April 1936. Diss. Med., Kiel 1937.
Michaelsen, Uwe: Schizophrenieähnliche Krankheitsbilder im Erbgesundheitsverfahren. Diss. Med., Kiel 1937.
Schäfer, Gerhard: Über einige Aufgaben des Arztes bei der Durchführung des Gesetzes zur Verhütung erbkranken Nachwuchses. In: ÄHSH, Jg. 1, Nr. 15, 22.03.1934, S. 136 f.
Vellguth, L.: Eugenische Erfahrungen in einem schleswig-holsteinischen Landkreise (Dithmarschen) (= Veröffentlichungen auf dem Gebiete der Medizinalverwaltung, XXXIX. Band, 5. Heft), Berlin 1933.
Volkszählung. Die Bevölkerung des Deutschen Reichs nach den Ergebnissen der Volkszählung 1933 (= Statistik des Deutschen Reichs, Bd. 451), Heft 1: Stand, Entwicklung und Siedlungsweise der Bevölkerung des Deutschen Reichs, Berlin 1935-1936.
Volks-, Berufs- und Betriebszählung vom 16. Juni 1933. Die berufliche und soziale Gliederung der Bevölkerung in den Ländern und Landesteilen (= Statistik des Deutschen Reiches, Bd. 455), Heft 13: Provinz Schleswig-Holstein, Berlin 1935-1936.

Volksbildungsstätte Itzehoe. Winterarbeitsplan 1942/43. Itzehoe 1942.

Verwendete deutsche Zeitschriften der Zeit vor 1945

Ärzteblatt für Hamburg und Schleswig-Holstein, 1934 bis 1938.
Ärzteblatt für Norddeutschland, 1939 bis 1942.
Gauverordnungsblatt der Gauleitung Schleswig-Holstein der Nationalsozialistischen Deutschen Arbeiterpartei, Jgg. 1935 bis 1939.
Juristische Wochenschrift 1934 bis 1936.
Mitteilungen für den Verein Schleswig-Holsteinischer Ärzte, 1932-1933.

Zeitungen

Kieler Neueste Nachrichten, Kiel
Norddeutsche Rundschau, Itzehoe
Nordischer Kurier, Itzehoe
Schleswig-Holsteinische Tageszeitung, Itzehoe
Wilstersche Zeitung, Wilster

Darstellungen und Aufsätze nach 1945

Monographien

Ayaß, Wolfgang: Das Arbeitshaus Breitenau. Bettler, Landstreicher, Prostituierte, Zuhälter und Fürsorgeempfänger in der Korrektions- und Landarmenanstalt Breitenau (1874-1949). Kassel 1992.
Bock, Gisela: Zwangssterilisation im Nationalsozialismus. Studien zur Rassenpolitik und Frauenpolitik. Opladen 1986.
Claasen, Elisabeth: Ich, die Steri. Hannover 1987.
Dalicho, Wilfent: Sterilisationen in Köln auf Grund des Gesetzes zur Verhütung erbkranken Nachwuchses vom 14. Juli 1933 nach den   Akten des Erbgesundheitsgerichts von 1934 bis 1943. Med. Diss., Köln 1971.
Daum, Monika / Hans-Ulrich Deppe: Zwangssterilisation in Frankfurt am Main 1933-1945. Frankfurt a. M. 1991.
Dickel, Horst: "Die sind ja doch alle unheilbar." Zwangssterilisierung und Tötung der "Minderwertigen" im Rheingau, 1934 - 1945 (= Materialien zum Unterricht, Sekundarstufe I - Heft 77, Projk "Hessen im Nationalsozialismus"). Wiesbaden 1988.

Ehlers, Paul Nikolai: Die Praxis der Sterilisierungsprozesse in den Jahren 1934 - 1945 im Regierungsbezirk Düsseldorf unter besonderer Berücksichtigung der Erbgesundheitsgerichte Duisburg und Wuppertal. Diss. jur., München 1994.

Fenner, Elisabeth: Zwangssterilisation im Nationalsozialismus. Zur Rolle der Hamburger Sozialverwaltung. Diss. Med., Hamburg 1988.

Fuchs, Gerhard: Zwangssterilisation im Nationalsozialismus in Bremen. Diss. Med., Hamburg 1988.

Ganssmüller, Christian: Die Erbgesundheitspolitik des Dritten Reiches. Planung, Durchführung und Durchsetzung. Köln 1987.

Gerrens, Uwe: Medizinisches Ethos und theologische Ethik. Karl und Dietrich Bonhoeffer in der Auseinandersetzung um Zwangssterilisation und "Euthanasie" im Nationalsozialismus (= Schriftenreihe der Vierteljahreshefte für Zeitgeschichte, Bd. 73), München 1996.

Glückstadt im Wandel der Zeiten. Bd. 3, hrsg. von der Stadt Glückstadt, Glückstadt 1968.

Harms, Hanno: Zur Situation der Behinderten während des Nationalsozialismus in Schleswig-Holstein - Unter besonderer Berücksichtigung der Geistigbehinderten. Hausarbeit zur 1. Staatsprüfung für das Lehramt an Sonderschulen. Kiel 1985.

Hoch, Gerhard: Zwölf wiedergefundene Jahre. Kaltenkirchen unter dem Hakenkreuz. Bad Bramstedt 1981.

Höck, Manfred: Die Hilfsschule im Dritten Reich, Berlin 1979.

Imberger, Elke: Widerstand "von unten". Widerstand und Dissens aus den Reihen der Arbeiterbewegung und der Zeugen Jehovas in Lübeck und Schleswig-Holstein 1933-1945. Neumünster 1991.

Irmisch, Rudolf: Die Geschichte der Krankenhäuser im Kreis Steinburg. Itzehoe 1975.

Irmisch, Rudolf: Geschichte der Stadt Itzehoe. Itzehoe 1960.

Jenner, Harald: 100 Jahre Krankenhaus Schleswig. Neumünster 1990.

Jenner, Harald: Die Geschichte einer psychiatrischen Klinik. Schleswig-Stadtfeld. Schleswig 1995.

Kammer, Hilde/Elisabet Bartsch: Nationalsozialismus. Begriffe aus der Zeit der Gewaltherrschaft 1933-1945. Hamburg 1992.

Klee, Ernst: Euthanasie im NS-Staat. Frankfurt am Main 1985.

Koch, Thomas: Zwangssterilisation im Dritten Reich. Das Beispiel der Universitätsfrauenklinik Göttingen. Frankfurt a. M. 1994.

Leppien, Annemarie/Jörn-Peter Leppien: Mädel-Landjahr in Schleswig-Holstein. Einblicke in ein Kapitel nationalsozialistischer Mädchenerziehung 1936-1940. Neumünster 1989.

Lifton, Robert Jay: Ärzte im Dritten Reich. Stuttgart 1988 (engl. Erstausgabe New York 1986).

Naudiet, Rainer/ Karl-Heinz Arlt / Uwe Jansen / Detlef Maiwald: Atlas des Kreises Steinburg. Innenansichten einer Region. Münsterdorf 1994.

Ostler, Fritz: Die deutschen Rechtsanwälte 1871-1971. Essen 1971.

Rathmann, Johann: Itzehoe 1933. Wie die Nazis die Stadt eroberten. Itzehoe 1983.

Rost, Karl Ludwig: Sterilisation und Euthanasie im Film des "Dritten Reiches". Nationalsozialistische Propaganda in ihrer Beziehung zu rassenhygienischen Maßnahmen des NS-Staates. (= Abhandlungen zur Geschichte der Medizin und der Naturwissenschaften, Heft 55), Husum 1987.

Rothmaler, Christiane: Sterilisationen nach dem "Gesetz zur Verhütung erbkranken Nachwuchses" vom 14. Juli 1933. Eine Untersuchung zur Tätigkeit des Erbgesundheitsgerichtes und zur Durchführung des Gesetzes in Hamburg in der Zeit zwischen 1934 und 1944. Husum 1991.

Schmatzler, Uta Cornelia: Verstrickung, Mitverantwortung und Täterschaft im Nationalsozialismus. Eine Untersuchung zum Verhältnis von weiblichem Alltag und faschistischem Staat. Kiel 1994.

Weingart, Peter/Jürgen Kroll/Kurt Bayertz: Rasse, Blut und Gene. Geschichte der Eugenik und Rassenhygiene in Deutschland. Frankfurt a. M. 1988.

Wiesenberg, Klaus: Die Rechtsprechung der Erbgesundheitsgerichte Hanau   und Giessen zu dem "Gesetz zur Verhütung erbkranken Nachwuchses" vom 14. Juli 1933, ergänzt durch eine Darstellung der heutigen Rechtslage zur Unfruchtbarmachung. Diss. jur., Frankfurt a. M. 1986.

Zapp, A.: Untersuchungen zum Nationalsozialistischen Deutschen Ärztebund (NSD-ÄB), Diss., Kiel 1979.

Sammelbände

Bendt, Vera/Nicola Galliner (Hrsg.): Öffne Deine Hand für die Stummen. Die Geschichte der Israelitischen Taubstummen-Anstalt Berlin-Weissensee 1873 bis 1942. Berlin 1993.

Diederichs, Urs J. / Hans-Hermann Wiebe (Hrsg.): Schleswig-Holstein unter dem Hakenkreuz. Bad Segeberg und Hamburg, o.J. (ca. 1986).

Ebbinghaus, Angelika/Heidrun Kaupen-Haas/Karl-Heinz Roth (Hrsg.): Heilen und Vernichten im Mustergau Hamburg. Bevölkerungs- und Gesundheitspolitik im Dritten Reich. Hamburg 1984.

Ende und Anfang im Mai 1945. Das Journal zur Ausstellung. Hrsg. von der Ministerin für Wissenschaft, Forschung und Kultur des Landes Schleswig-Holstein. Kiel 1995.

Herrmann, Ulrich (Hrsg.): "Die Formung desVolksgenossen". Der "Erziehungsstaat" des Dritten Reiches. Weinheim und Basel 1985.

Justiz und Nationalsozialismus. Hrsg. vom Justizministerium des Landes NRW (= Juristische Zeitgeschichte, Bd. 1). Düsseldorf 1993.

Keim, Wolfgang (Hrsg.): Pädagogen und Pädagogik im Nationalsozialismus - Ein unerledigtes Problem der Erziehungswissenschaft (= Studien zur Bildungsreform, Bd. 16). Frankfurt am Main 1988.

Knobelsdorf, Andreas / Monika Minninger / Bärbel Sunderbrink: "Das Recht wurzelt im Volk." NS-Justiz im Landgerichtsbezirk Bielefeld (= Bielefelder Beiträge zur Stadt- und Regionalgeschichte, Bd. 11). Bielefeld 1992.

Niklowitz, Fredy (Hrsg.): Lünen 1918-1966 (= Schriftenreihe des Stadtarchivs Lünen, Bd. 11). Lünen 1991.

Der Oberstadtdirektor der Stadt Hamm (Hrsg.): Ortstermin Hamm: Zur Justiz im Dritten Reich. Hamm 1991.

Siegele-Wenschkewitz, Leonore/Gerda Stuchlik (Hrsg.): Frauen und Faschismus in Europa. Der faschistische Körper. Pfaffenweiler 1990.

Aufsätze

Bästlein, Klaus: Die "Kinderfachabteilung" Schleswig 1941 bis 1945. In: INFO des AKENS Nr. 20, Juni 1991, S. 16-45.

Bästlein, Klaus: Zur "Rechts"-Praxis des Schleswig-Holsteinischen Sondergerichts 1937-1945. Beitrag für die Festschrift zum 125jährigen Bestehen der Schleswig-Holsteinischen Generalstaatsanwaltschaft. Manuskript, Hamburg 1992.

Bästlein, Klaus: Schleswig-Holstein: Ein deutsch-nationales Naturschutzgebiet für NS-Verbrecher? - Zur politischen Natur im nördlichsten Bundesland nach 1945. In: Urs J. Diederichs / Hans-Hermann Wiebe (Hrsg.): Schleswig-Holstein unter dem Hakenkreuz. Bad Segeberg und Hamburg, o.J. (ca. 1986), S. 209-264.

Boland, Karl: Zwangssterilisation. Zur nationalsozialistischen Gesundheitspolitik 1933 bis 1938 in Mönchengladbach und Rheydt. In: Juni. Magazin für Kultur und Politik. 1990, Jg. 4, Nr. 4, S. 30-46.

Christensen, Poul Soelberg (Übersetzung: Klaus Bästlein): Ich war Häftling in Hitlers Todesanstalten. In: INFO des AKENS, Nr. 6, 1985, S. 13-21.

Czarnowski, Gabriele: Nationalsozialistische Frauenpolitik und Medizin. Der Zusammenhang von Zwangssterilisation und Sterilitätsforschung am Beispiel des Königsberger Gynäkologen Felix von Mikulicz-Radecki. In: Leonore Siegele-Wenschkewitz/Gerda Stuchlik (Hrsg.): Frauen und Faschismus in Europa. Der faschistische Körper. Pfaffenweiler 1990, S. 90-113.

Ellger-Rüttgardt, Sieglind: Die Hilfsschule im Nationalsozialismus und ihre Erforschung durch die Behindertenpädagogik. In: W. Keim (Hrsg.): Pädagogen und Pädagogik im Nationalsozialismus. Frankfurt am Main 1988, S. 129-145.

Garn, Michaela: Zwangsabtreibung und Abtreibungsverbot. Zur Gutachterstelle der Hamburger Ärztekammer. In: Angelika Ebbinghaus/Heidrun Kaupen-Haas/Karl-Heinz Roth (Hrsg.): Heilen und Vernichten im Mustergau Hamburg. Bevölkerungs- und Gesundheitspolitik im Dritten Reich, Hamburg 1984, S. 37-40.

Godau-Schüttke, Klaus-Detlev: Die Heyde/Sawade-Affäre. Wie Juristen und Mediziner in Schleswig-Holstein den NS-Euthanasiearzt Werner Heyde deckten und straflos blieben. In: SchlAnz Nr. 8 (1994), S. 193-199 (1.Teil), und SchlAnz Nr. 9 (1994), S. 217-223 (2. Teil).

Hartmann: Das schleswig-holsteinische Wiedergutmachungsrecht, Teil 1. In: SchlAnz, April 1952, S. 57-60.

Heesch, Eckhard (1995 a): "... daß defekten Menschen die Zeugung anderer ebenso defekter Nachkommen unmöglich gemacht wird." Zwangssterilisierungen Kranker und Behinderter in Schleswig-Holstein. In: Ende und Anfang im Mai 1945.

Das Journal zur Ausstellung. Hrsg. von der Ministerin für Wissenschaft, Forschung und Kultur des Landes Schleswig-Holstein. Kiel 1995, S. 206-211.

Heesch, Eckhard (1995 b): Nationalsozialistische Zwangssterilisation psychiatrischer Patienten in Schleswig-Holstein. In: Demokratische Geschichte. Jahrbuch zur Arbeiterbewegung und Demokratie in Schleswig-Holstein IX (1995), S. 55-102.

Hilscher, Elke: Das Erbgesundheitsobergericht. Rechtsprechung und Rechtsbewußtsein. In: Der Oberstadtdirektor der Stadt Hamm (Hrsg.): Ortstermin Hamm: Zur Justiz im Dritten Reich. Hamm 1991, S. 46-50.

Incesu, Lotte/Günter Saathoff: Die verweigerte Nichtigkeitserklärung für das NS-Erbgesundheitsgesetz. Eine "Große Koalition" gegen die Zwangssterilisierten. In: Demokratie und Recht, 1988, S. 125-132.

Jungnitz, Bernhard/ Rolf Weitkamp: Ein totgeschwiegenes Kapitel. Zu den Zwangssterilisationen in Lünen. In: Fredy Niklowitz (Hrsg.): Lünen 1918-1966. Lünen 1991, S. 359-378.

Krause, Sabine: Wiedergutmachung. Die Nachkriegsgeschichte. In: Vera Bendt/Nicola Galliner (Hrsg.): Öffne Deine Hand für die Stummen. Die Geschichte der Israelitischen Taubstummen-Anstalt Berlin-Weissensee 1873 bis 1942. Berlin 1993, S. 159-173.

Krause, Sabine: Zwangssterilisation in Bremerhaven und Wesermünde 1934-1945. In: Bremerhavener Beiträge zur Stadtgeschichte. Hrsg. v. Hartmut Bickelmann (= Veröffentlichungen des Stadtarchivs Bremerhaven, Bd. 9), Bremerhaven 1994, S. 9-89.

Marnau, Björn (1995 a): Von "Speckjägern", "Tippelbrüdern" und "Rittern der Landstraße". Die Verfolgung von Bettlern und Landstreichern im Nationalsozialismus. In: Steinburger Jahrbuch 1996, Itzehoe 1995, S. 28-48.

Marnau, Björn (1995 b): "...empfinde ich das Urteil als hart und unrichtig." Zwangssterilisation im Kreis Steinburg/Holstein. In: Michael Salewski / Guntram Schulze-Wegener (Hrsg.): Kriegsjahr 1944 - Im Großen und im Kleinen (= Historische Mitteilungen der Ranke-Gesellschaft, Beiheft 12), Stuttgart 1995, S. 317-332.

Marnau, Björn: "Krankheit" vor Gericht. Die Beschlußpraxis nationalsozialistischer "Erbgesundheitsgerichte" in Schleswig-Holstein (1934-1945). In: SchlAnz Nr. 3 (1998), S. 61-70.

Münkel, Daniela: "Im Interesse der Volksgemeinschaft ...". Zwangssterilisationen im Bereich des Erbgesundheitsgerichts Stade. In: Stader Jahrbuch 1991/92, S. 170-198.

Peukert, Detlev: Alltag unterm Nationalsozialismus. In: Ulrich Herrmann (Hrsg.): "Die Formung des Volksgenossen". Der "Erziehungsstaat" des Dritten Reiches. Weinheim und Basel 1985, S. 40-64.

Simon, Jürgen: Die Erbgesundheitsgerichtsbarkeit im OLG-Bezirk Hamm. Rechtsprechung zwischen juristischen Vorgaben und ideologischen Anforderungen. In: Justiz und Nationalsozialismus. Hrsg. vom Justizministerium des Landes NRW (= Juristische Zeitgeschichte, Bd. 1), Düsseldorf 1993, S. 131-167.

Stokes, Lawrence D.: Nichtjüdische Opfer der NS-Rassenpolitik im Eutinischen. In: Jahrbuch für Heimatkunde Eutin, 21. Jg. (1987), S. 169-175.

Sunderbrink, Bärbel: Das Erbgesundheitsgericht. Seine Aufgaben und seine Auswirkungen. In: Andreas Knobelsdorf / Monika Minninger / Bärbel Sunderbrink: "Das Recht wurzelt im Volk." NS-Justiz im Landgerichtsbezirk Bielefeld (= Bielefelder Beiträge zur Stadt- und Regionalgeschichte, Bd. 11). Bielefeld 1992, S. 86-101.

Vossen, Johannes: Die Gesundheitsämter im Kreis Herford während der NS-Zeit. Teil 1: Die Durchführung der "Erb- und Rassenpflege". In: Historisches Jahrbuch für den Kreis Herford. Bielefeld 1992, S. 89-118.

Wulf, Peter: Entstehung und Aufstieg der nationalsozialistischen Bewegung in Schleswig-Holstein. In: Urs J. Diederichs/ Hans-Hermann Wiebe (Hrsg.): Schleswig-Holstein unter dem Hakenkreuz. Bad Segeberg und Hamburg, o.J. (ca. 1986), S. 29-41.

Hilfsmittel

Einwohnerbuch der Stadt Itzehoe 1936 / 1937. Itzehoe 1936.

IZRG-Jahresbericht 1994. Schleswig 1995.

Personalverzeichnis des höheren Justizdienstes. Ein alphabetisches Verzeichnis der planmäßigen Beamten des höheren Justizdienstes mit Angaben über ihre Dienstlaufbahn. Bearb. im Büro des Reichsjustizministeriums. Berlin 1938.

Pschyrembel, Willibald: Klinisches Wörterbuch mit klinischen Syndromen. Berlin, 251. Aufl. 1972.

Reichs-Medizinal-Kalender für Deutschland. Teil II. Ärztliches Handbuch und Ärzteverzeichnis. 54 Jg. (1933)

Wistrich, Robert: Wer war wer im Dritten Reich? Ein biographisches Lexikon. Frankfurt a. M. 1993 (engl. Originalausgabe London 1982).